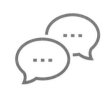

リハベーシック

コミュニケーション論・多職種連携論

内山　靖・藤井浩美・立石雅子　編

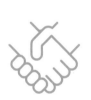
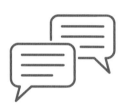

JN003023

医歯薬出版株式会社

シリーズの序

　このたび，リハビリテーションベーシック科目に関わるシリーズを企画・編集しました.

　日本において，理学療法士，作業療法士および言語聴覚士の養成課程は，特に平成の30年間で，社会のニーズと規制緩和によってその数が急速に増加しました. この過程で，大学，短期大学，専門学校などの多様な学校形態と修業年限に加えて，主として夜間に開講されるコースなどでも身近に学ぶことが可能となっています. また，2019年4月からは新たな高等教育機関として，専門職大学での教育が開始されたところです.

　これらの養成課程では，関連法令で国家試験受験資格を得るための教育課程が詳細に規定されています. その基本的な構成は，教養教育，専門基礎，専門科目に大別することができ，専門基礎と専門科目については各職種の特徴を踏まえた科学性とリハビリテーション（リハ）の理念に基づき良質なテキストが発行されています.

　教養教育については，歴史的にリベラルアーツとして一般教育を重視して，人文・社会・自然の諸科学にわたり豊かな教養と広い識見を備えた人材を育成するために構成されてきた経緯もあり，それぞれの養成課程で何をいかに学ぶのかについては十分な議論が成熟していません.

　近年のリハ専門職にあっては，従来の医学的な知見に加えて，再生医療，ロボティクス，データサイエンスとともに，多職種連携・チーム医療，社会保障制度の理解，法・哲学を包含した生命倫理など，学際的な基盤と実践適用に大きな期待が寄せられています. このような状況にあって，私たちシリーズ編集者は，リハ専門職の領域における教養教育のあり方について真摯な議論を重ねてきました. 教養教育は，単なる専門教育の補完や予備的なものではないとの認識で，同時に，入学直後の学習意欲の低下を防いで初年時教育を効果的に展開し，生涯にわたって学び続ける姿勢を涵養し，時代の要請に応える創造性と基本的な課題解決能力を修得するための知恵をわかりやすい形で示すこととといたしました.

　幸いにも私たちの理想に多くの専門家から共感をいただき，見開き2ページのフォーマットによる解説と簡潔なイラストや図表により，高度な内容をわかりやすく簡潔に表すことができました. ご執筆いただきました先生方にはここにあらためて感謝申し上げます. あわせて企画の構想段階から医歯薬出版株式会社の五十嵐陽子取締役，小川文一執行役員，栗原嘉子様には多大なご協力をいただきましたことに心から感謝申し上げます.

　本シリーズはこの数年をかけて幅広い領域の内容を提示していく予定でおりますが，このような試みは先駆的で挑戦的なものでもありますので，読者の皆様から忌憚のないご意見をいただき，より成熟したものへと育てていただければと願っています.

2019年11月

シリーズ編集者

内山　靖・藤井浩美・立石雅子

編集の序

　このたび，リハベーシック「コミュニケーション論・多職種連携論」を発行する運びとなりました．本書は，理学療法士，作業療法士および言語聴覚士の養成課程においてリハビリテーション専門職（リハ専門職）を目指す学生の方々，またおのおのの資格を取得して臨床で活躍し学生を指導する方々に向けてまとめたものです．

　リハ専門職は，対象となる患者（対象者）の障害に対して機能回復，活動や参加制約の軽減を目的にリハビリテーションを提供する職種です．理学療法士，作業療法士，言語聴覚士のいずれの職種にとっても，リハビリテーションを実施する際に，対象者が主体的にリハビリテーションを行う意思があるかどうかを見きわめることが重要となります．その意思が乏しい場合には，まずそのような方向づけをすることも必要となります．リハ専門職には対象者とのコミュニケーション，そして対象者の家族とのコミュニケーションを円滑にすることが求められます．

　またリハ専門職は，医師，看護師，臨床検査技師，介護職，栄養士，医療ソーシャルワーカーなど，多くの場合，複数の職種で対象者にかかわります．医療ではこのような職種が協働することを「チーム医療」とよびます．それぞれの職種は自分の職種の専門性と他の職種の専門性を互いに十分理解したうえで，対象者にとって最善となることは何かという目標に向かってチームのなかでの役割に基づいて，それぞれの専門性を発揮します．よって，多職種連携においてもコミュニケーションは重要となります．

　対象者とその家族の意思や希望を知り，みずからの職種を知り，関連する他の職種を知り，最善の医療を提供するために必要とされるスキルの基盤となる部分がコミュニケーション論であり，多職種連携論です．これらの学修はリハ専門職の業務の実践と深くかかわり，重要な価値をもっています．理学療法士作業療法士学校養成施設指定規則の改正により，新たな教育目標にコミュニケーション論と多職種連携論も明示されました．あらためて「コミュニケーションとは何か」「チーム・組織とは何か」という基礎となるところから，リハビリテーション領域における応用となるところまでを学修できるように本書は構成されています．

　リハ専門職としての知識と技能の学修に先立ち，基盤となる領域について学修し，共通した基盤をもち，共通した言語を用いることは，必ずや将来の多職種連携の実践につながるものと信じます．

2020年11月

担当編集

立石雅子

目　次

CONTENTS

［イラスト］野口太郎

執筆者一覧

▌編集者

内山　靖（うちやま　やすし）　名古屋大学大学院医学系研究科予防・リハビリテーション科学創生理学療法学

藤井　浩美（ふじい　ひろみ）　山形県立保健医療大学保健医療学部作業療法学科

立石　雅子（たていし　まさこ）　一般社団法人日本言語聴覚士協会

▌執筆者（執筆順）

立石　雅子（たていし　まさこ）　同上

藤田　真文（ふじた　まふみ）　法政大学社会学部メディア社会学科

阿部　恵子（あべ　けいこ）　金城学院大学看護学部看護学科

石毛美代子（いしげみよこ）　杏林大学保健学部リハビリテーション学科言語聴覚療法学専攻

竹内　一郎（たけうち　いちろう）　宝塚大学東京メディア芸術学部

城間　将江（しろま　まさえ）　国際医療福祉大学大学院医療福祉学研究科言語聴覚分野

出江　紳一（いずみ　しんいち）　東北大学名誉教授／医療法人社団三喜会鶴巻温泉病院

内山　靖（うちやま　やすし）　同上

安部　博史（あべ　ひろし）　国立音楽大学音楽学部音楽文化教育学科

中田　敬司（なかた　けいじ）　神戸学院大学現代社会学部社会防災学科

岩田健太郎（いわたけんたろう）　神戸市立医療センター中央市民病院リハビリテーション技術部

篠田　琢（しのだ　たく）　神戸市立医療センター中央市民病院リハビリテーション技術部

安井　浩樹（やすい　ひろき）　松阪市民病院呼吸器センター

なぜコミュニケーション論を学ぶのか

LECTURE 1-1

POINT
対象者と良好なコミュニケーションをとることはリハビリテーションの効果を上げる鍵となるため,コミュニケーションの特性をよく知ることが重要である.

1 コミュニケーション論とは

コミュニケーション(communication)は,伝達,文通,伝染,通信,交通などと翻訳されることもあるが,多くは英語をそのままカタカナ表記して使用されている.「コミュニケーション状況が悪い」,「コミュニケーション力を鍛えるトレーニング」,「飲みニケーションでコミュニケーションは図れるか」など,さまざまな場面でこの言葉に出合う.

たとえば「あの人はコミュニケーションが上手でない」というと,どのようなことをイメージするだろうか.「自分の考えていることを相手に伝えることが得意でない」,「相手と上手にかかわることができない」など,相手に伝達するための話術やかかわり方に重点を置いたイメージをもつ人が多いかもしれない.確かにコミュニケーションは,人が周囲の人とかかわる際に非常に重要なものである.しかし,果たしてそれで十分な説明といえるだろうか.

コミュニケーションについてあらためて「それは何か」と問われると,正確に説明できる人は多くないだろう.コミュニケーションとはどのようなことを意味しているのか,それを学ぶ学問がコミュニケーション論である.

2 コミュニケーション論を学ぶために

「コミュニケーション」という言葉の語源をたどると,「物体や生物の間で何かを伝えて**共有する**」という意味の「communis」というラテン語にいきつく.心理学的な解釈では,コミュニケーションの成立には,**情報の発信**と**相手の応答**が必要とされる.つまり伝えたいメッセージが相手に伝達されさえすればよいのではなく,感情や情動などが共有されてはじめてコミュニケーションが成立すると考えられる(図).さらに社会科学的な解釈ではコミュニケーションとは物・金銭・情報などを提供する,あるいは交換するなど,人が人に対して行う働きかけのすべてを指すとされる.このように「コミュニケーション」という言葉のもつ意味は取り扱う領域によって異なり,本来かなり広い意味をもっていることがわかる.

リハビリテーション専門職(以下リハ専門職)の領域でコミュニケーションを考えるときには,社会生活を営む人と人との間で,意思や感情,思考などを含む情報が伝えられ,共有されることに重点が置かれている.

コミュニケーションには**言語**(話し言葉,文字)と**非言語**(表情や身振り,手振り)の手段があることと,それぞれの特性を理解することが必要である.また,コミュニケーションに必要とされる能力としては次のようなことが考えられる.

・相手が何を伝えようとしているのか観察して察知する力
・相手がこの人になら伝えたいと思うような信頼関係を築ける力

コミュニケーションとは？

語源	心理学	社会科学
共有，共有したもの 物体や生物の間で 何かを伝えて共有する	情報の発信と相手の応答 感情や情動の共有	物，金銭，情報などの 提供・交換 人が人に対して行う働きかけ

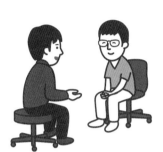

相手が何を伝えようとしているのか観察して察知する
相手が「この人になら伝えたい」と思うような信頼関係を築く
相手にあなたの話をしっかり聞いていると示し，相手の気持ちに共感する
必要な情報を引き出し質問する
こちらの意図を明確に伝える

リハビリテーション効果を上げるために対象者の気持ちや意向の理解が重要である

・「あなたの話をしっかり聞いている」と相手に示す力と，相手の気持ちに共感する力
・必要な情報を引き出すことのできる "質問する力"
・こちらの意図を明確に伝えることのできる "伝達する力" などである.
これらの能力が求められることを理解するだけでなく，実際に身に着けることが必要である.

3 ┃ リハビリテーション専門職がコミュニケーション論を学ぶ必要性

　理学療法士 (Physical Therapist：PT)，作業療法士 (Occupational Therapist：OT)，言語聴覚士 (Speech-Language-Hearing Therapist：ST) というリハ専門職は，身体機能や精神機能に何らかの障害のある対象者に機能回復，活動や参加制約の軽減を目的にリハビリテーション (以下リハ) を実施する. その際，最も重要なことは，対象者に主体的にリハを行う意思があるかどうかである. 発症からの経過が短い時期には，対象者は自身の置かれている状況が十分理解できず，「リハなどやっても無駄だ」と思っているかもしれない. 回復期にはリハが自身の思うように進まず，挫折感を抱いているかもしれない. 生活期では，失語症などの後遺症があるため人との接触を避け，引きこもりに陥る場合もある.

　対象者は前向きにリハを進めようと考える人ばかりではない. **対象者がどのような気持ちでいるのか**，リハ専門職は十分理解する必要がある.

　対象者とのコミュニケーションが上手にとれていないのに淡々とリハを実施するだけでは，対象者の信頼を得ることはできないし，**リハビリテーション効果**が上がるとは考えられない. 効果的なコミュニケーションのためにどのような点に留意すべきかを学ぶ必要がある.

（立石雅子）

LECTURE 1-2

なぜ多職種連携論を学ぶのか

POINT

専門性の異なる専門職が，みずからを磨き，他職種を理解し，対象者にとって最適となる目標を共有して協働することが多職種連携において重要である．

1 多職種連携論とは

最近は多職種連携という言葉をよく耳にする．**多職種連携**とは，異なる専門的背景をもった専門職が，共通した目標に向けてともに働くことをいう（図）．専門職種間での効率のよい連携や協働についての基礎知識や理論，連携のためにどのようなマネジメントが必要とされるかを学ぶ学問が多職種連携論である．

2 多職種連携論を学習するために

リハ専門職は理学療法，作業療法，言語聴覚療法と専門性はそれぞれ異なっている．この3職種は特に医療領域では最も協働することが多い．最近，リハ専門職は医療領域や保健福祉領域，さらには地域においても業務を行うようになっている．また現代の医療では対象者にとって最良の治療を提供することが前提となっており，中心には対象者と家族がいることを忘れてはならない．医療の領域ではリハ専門職以外に，医師，看護師，放射線技師，栄養士，薬剤師，医療ソーシャルワーカー，義肢装具士など，さまざまな医療職が存在する．保健福祉領域や地域においては**介護支援専門員（ケアマネジャー）**や**医療ソーシャルワーカー**，看護師や医師などの医療関連職種，福祉関連職種，場合によっては教育関連職種など，業務を行う領域に応じて，さまざまな関連職種との**協働**が必要となる．

3 リハビリテーション専門職が多職種連携論を学ぶ必要性

リハ専門職は，たとえば「特定の構音の明瞭度を改善する」という非常に限られた状況については，担当している言語聴覚士が対応ができる場合もある．しかし，たとえば対象者が急性期を脱する段階で重篤な右片麻痺を認め，全身状態の改善が思わしくなく，摂食嚥下障害があり経口摂取にも移行できない，対象者自身のリハへの意欲が乏しく転院先をどこにするか，というように検討事項が多い場合は，リハ専門職だけで判断をくだすことは難しい．医療機関であれば，このような場合，カンファレンスが行われるであろう．

カンファレンスには，主治医，対象者を担当する看護師，理学療法士，作業療法士，言語聴覚士，栄養士，医療ソーシャルワーカーなどが参加する．会議に先立ち，リハ専門職は**本人の意向や家族の希望や意向**も聞いておく．メンバーはそれぞれの専門性から，現状を述べ，今後の見通しについて発言する．それぞれの専門性をもとにした意見は一致するとは限らないが，職種間，あるいはメンバー同士の力関係で方向性を決めるのは適切でない．意見の違いが何に基づくものかを掘り下げ，課題を抽出して共有する．対象者および家族の希望は，かかわるスタッフ全員が理解してお

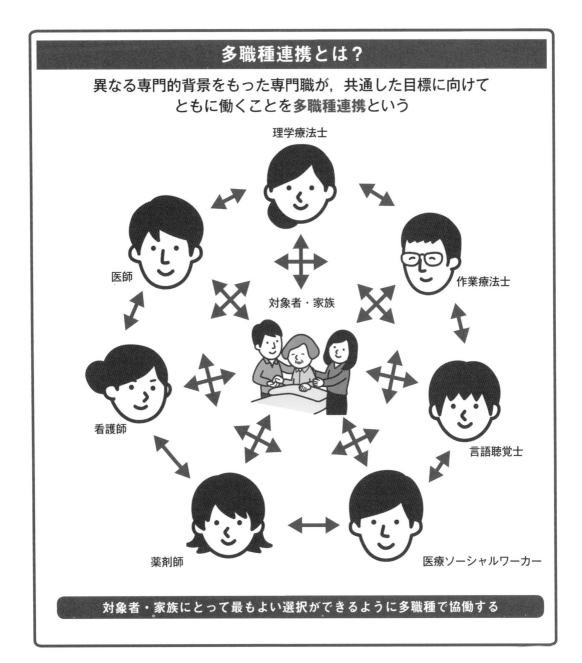

多職種連携とは？

異なる専門的背景をもった専門職が，共通した目標に向けて
ともに働くことを**多職種連携**という

理学療法士

作業療法士

医師

対象者・家族

看護師

言語聴覚士

薬剤師

医療ソーシャルワーカー

対象者・家族にとって最もよい選択ができるように多職種で協働する

くことが重要である．「対象者にとって最もよい選択をするにはどうすればよいか」という視点で
検討を行い，方針を決定していく．

　リハ専門職は医療以外のどの領域で業務を行う場合にも，**必ずチームで協働すること**を理解して
おく必要がある．そのうえで，他の職種と協働するためにはまず自身の職種の専門性を理解するこ
と，さらに関連する他の職種についても十分理解しておくことが望まれる．互いに相手を十分知っ
て議論をすること，そしてみずからの専門性を常に磨くことで，より高いレベルでの議論や，対象
者中心の多職種連携が最も効率よく発揮できるだろう．

（立石雅子）

リハビリテーションに活かす
コミュニケーション論・多職種連携論

> **POINT**
>
> 対象者とのコミュニケーションと，対象者を囲む専門職同士の連携を実践することが，効果的なリハビリテーションを進めることにつながる．

1 コミュニケーション論と多職種連携論を関連づけて学ぶ意味

コミュニケーション論では対象者とのコミュニケーションを通し，主として対象者の意向や情動をどのように理解するかが重要であることについて述べた（LECTURE1-1）．一方，多職種連携論では対象者を中心に位置づけたうえで，対象者にかかわる専門職同士が対象者にとって最適な目標を目指して方向性を決めていくことが重要であると述べた（LECTURE1-2）．

それぞれ独立した内容ではあるが，実は他職種との連携を考える際にも，相手とどのようにコミュニケーションをとるのかは重要な鍵となる．したがって相手が対象者でも他職種でも，有効なコミュニケーションがとれるかどうかが重要であり，リハ専門職は臨床においてこの両方の場面が日常的に生じることを理解しておく必要がある．リハの実践さえしていれば他者とのコミュニケーションに時間を割く必要はないと考えるのは誤りである．

業務を円滑に遂行するために，**対象者やその家族の状況・希望を理解して，リハが円滑に進行するように支援する**必要があるのはいうまでもない．同時に，**多職種が協働するチームの枠組みを理解し，他職種が対象者の問題として何を把握し，どのような方向づけをしようとしているかを常に考える**必要がある（図）．それがコミュニケーション論と多職種連携論を関連づけて学習する意味である．

2 リハビリテーション専門職への期待と役割

現代では医療における対象者に対する考え方が以前とは変わり，対象者とその家族の希望や意向を中心に考えることが前提となっている．またリハ専門職が業務を行う領域は医療がほぼすべてであった状況にも変化が生じ，現在は医療から保健福祉，そして地域へと広がりをみせている．

それはWHOの国際生活機能分類（International Classification of Functioning, Disability and Health：**ICF**）が普及し，心身機能・身体構造だけでなく，**活動や参加**という部分にも配慮してリハの実施が求められるようになったことにも関連している．

心身機能・身体構造に対応することはもちろんであるが，たとえば，運動機能の障害が残った結果，杖歩行で見守りが必要なため公共交通機関を利用して仕事に行くことができない，という対象者の場合，活動，参加の制約や制限をどのように軽減するかの検討をリハ専門職に求められることが多くなっている．すでに医療機関でのリハが算定日数の上限を超え，医療での対応に限界がある時期であれば，地域においてケアマネジャーなどの職種との連携を通して利用できるサービスを検討することが必要となる．福祉関連職や介護関連職，あるいは行政の職員などとの連携の際には，対象者の心身機能レベルや希望や意向について最もよく理解しているリハ専門職が多職種連携のなかで要となる必要がある．

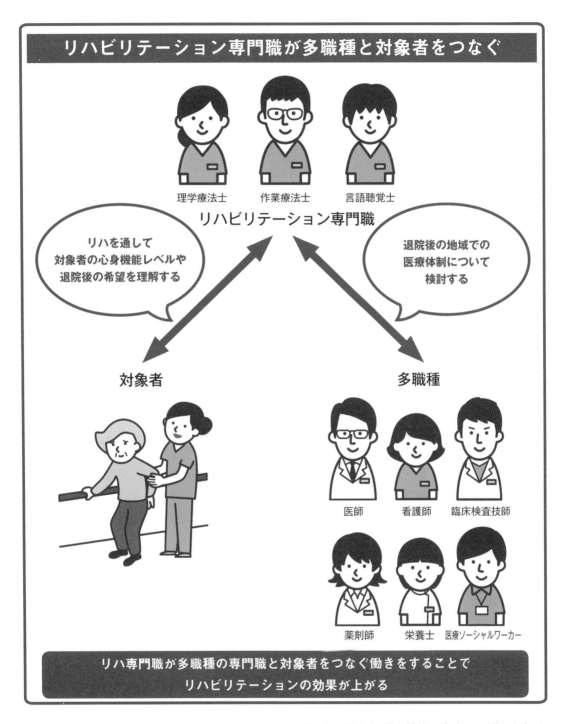

的確に対象者の情報を把握するために，リハ専門職は**専門的な知識や技能の向上に日頃から努める**必要がある．同時に対象者との関係，多職種と取り組むチームという枠組みのなかで必要な**コミュニケーション力**を日々磨くことが期待されている．

（立石雅子）

LECTURE 1-4 本書の構成と学び方

POINT

本書では広い範囲の学問領域とかかわるコミュニケーション論，ならびに多くの学問分野に関係する多職種連携論を学修し，リハビリテーション専門職としてリハビリテーションの対象者，そしてチームとなる多職種とのかかわり方について理解を深めていく．

1 本書の構成

　本書はリハ専門職を目指す学生のための，コミュニケーション論と多職種連携論の入門書として作成された．まず第1章ではコミュニケーション学と多職種連携論をあわせて学ぶ意味について示している．第2章～第8章まではコミュニケーション論の基本となるさまざまな側面について説明する．第2章ではコミュニケーションの基本的な考え方について，第3章では他者と良好なコミュニケーションを行うために必要な力について概説する．第4章ではコミュニケーションのうち，ことばを用いるバーバル・コミュニケーションについて，ことばのもつ働きや敬語表現についても説明する．第5章ではノンバーバル・コミュニケーションについて，ことばを用いないコミュニケーションの特徴，ノンバーバル・コミュニケーションでは特に必要とされる五感の活用について概説する．第6章ではコミュニケーションを良好にするために用いる質問やあいづち，要約などの手法について，また第7章ではリハの対象者や家族，リハにかかわる多職種などコミュニケーションをとる相手によって理解しておくべきそれぞれの特性について学修する．そして第8章では患者（対象者）との医療場面における面接の基本について場面設定やプロセス，どのような情報を収集し，どのように伝達するかを学ぶ．

　第9章～第14章では多職種連携論について説明する．コミュニケーション論で学修した他者，特に対象者とのコミュニケーションについての十分な理解を前提として，対象者にかかわる専門職同士がどのように連携するかを学ぶという構成になっている．第9章では多職種連携が求められるようになった背景，連携の目的やみずからの職種，他職種を含め医療職の専門性について理解することの重要性を概説する．第10章では組織，チームのなかでの役割としてのリーダーシップやメンバーシップ，リーダーに求められる能力について説明する．第11章ではどのように医療のなかでチームを作っていくのか，有効なチームであるために必要な目標や役割，また医療においてきわめて重要な事項であるリスク・マネジメントについて学ぶ．第12章ではリハを含めチームでかかわる際の課題とその対応について学ぶ．第13章では急性期，第14章では在宅におけるリハ専門職と多職種連携の具体的な実践例を提示する．目標を共有したうえで多職種が役割を分担し，対象者にとって最善の目標達成を目指す実践を学ぶ構成である．

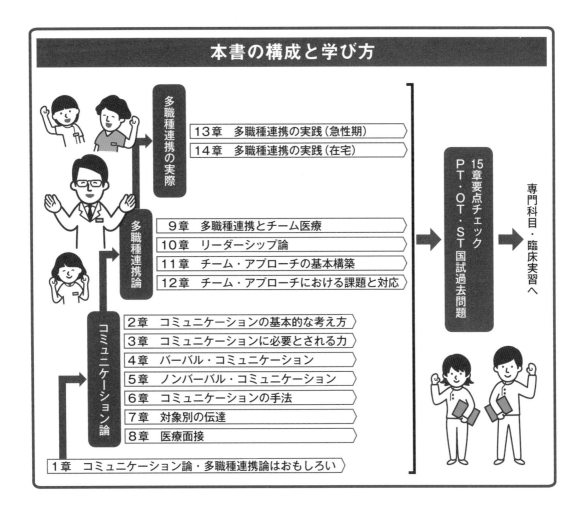

2 ┃ 学び方のヒント

　リハの対象者ならびに関係する他職種との関係性を作ることに不可欠な学問領域である．対象者にとって最善のリハを提供するためにはリハに関する知識や技能が求められることはいうまでもない．同時にリハ専門職は対象者と，あるいは他職種と一人の人間として向き合う必要があるという視点が欠かせない．

コラム

　リハが提供される場面は医療から地域へと広がりをみせ，この傾向は今後も確実に広がっていくと想定されます．地域において，リハ専門職は医療における場合よりさらに広い視野で対象者の到達目標を考える必要があります．その基本になるのは，対象者およびその家族の状況を適切に理解し，多くの職種との良好な関係性をつくることです．

（立石雅子）

コミュニケーションの本質
（相互作用，受容，共感）

LECTURE
2-1

POINT
コミュニケーションとは，言葉のやり取りで共通の知識や感情をもつことである．

1 コミュニケーションとは知識や感情の「共有」である

一般的にコミュニケーションは，①2人以上の話し手と聴き手の間で，②言葉がやり取りされることで，③お互いが共通の知識や感情をもつことを意味している（**図**）．たとえば，次のような会話が典型的である．

Aさん「今日は寒いね」．

Bさん「そうだね」．

AさんとBさんは，この言葉のやり取りで，相手が今日の気温について同じ認識をもっていることを確認したことになる．

英語のcommunication[1]は，日本語でイメージするコミュニケーションよりも，やや広い意味をもっているようである．試しに少し大きめの英和辞典でcommunicationを引くと，熱の「伝導」や病気の「伝染」という訳語が出ている．熱の「伝導」についていえば，熱い金属を冷たい水に入れると金属から水に熱が「伝わって」，やがて「同じ」温度になる．病気の「伝染」では，感染者のAさんからまだ感染していないBさんに，病原菌やウィルスが「伝わって」，やがて「同じ」症状が出る．

英語のcommunicationが，熱伝導や病気の感染の意味をもっているとはやや意外かもしれない．だが，"2人（2つの物）の間で何か（熱や病原菌）が伝わり，同じ状態になる"ということをイメージしてもらえば，コミュニケーションの意味の理解もさらに深まるのではないだろうか．

[1] 英語のcom-は，community（共同体）やcommon（共通の）など「共に」「お互いに」という意味をもつ，単語の前につく接頭辞である

2 人間のコミュニケーションは相互作用で成り立つ

コミュニケーションは，2人以上の話し手と聴き手の間で言葉が「やり取りされる」ことを意味していることは既に述べた．話し相手が誰もいないところでAさんが「今日は寒いね」と言ったとしたらそれは独り言であり，普通はコミュニケーションをとったとはいわない．言語学では単に言葉を発することを**発話**という．Aさんの「今日は寒いね」という発話に対して，Bさんが「そうだね」という発話で応じたら，そのような発話のやり取りを**会話**という．コミュニケーションは，話し手と聴き手が交代しながら発話という行為で互いに相手に働きかける**相互作用**なのである．

AさんがBさんに向けて「今日は寒いね」と話しかけたにもかかわらず，聴き手のBさんがなんの反応も見せないとすれば，コミュニケーションという相互作用が成り立っていないことになる．このような状況を**ディスコミュニケーション**[2]（**コミュニケーション不全**）という．

[2] コミュニケーションが成り立たないという意味でよく使われるディスコミュニケーションは，和製英語である

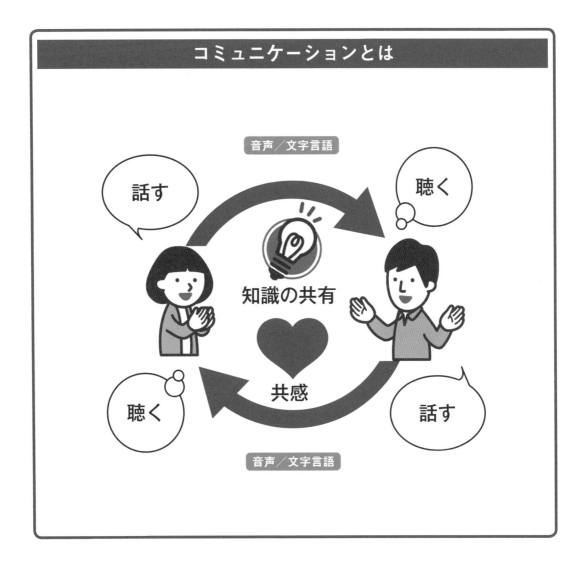

3 ┃ 相手の意図を受容し共感することでコミュニケーションが成功する

　コミュニケーションとは言葉のやり取りで，お互いが「共通の知識や感情をもつ」ことである．Ａさんが伝えた「今日は寒いね」という言葉を聴き手のＢさんが受け入れて（＝**受容**），「たしかにＡさんのいうとおり今日は寒いなあ」と同じ感情をもった（＝**共感**）ときに，コミュニケーションが成功したといえる．Ｂさんは「そうだね」と言葉で応じる以外にも，首を縦に振ってうなずいたり，寒さで身を縮めるというジェスチャーで，自分も寒いと思っているとＡさんに伝えることもできる．

　もちろん人間のコミュニケーションは，共感に結びつかない場合もある．「今日は寒いね」と言った相手に対して，「そう？そんなに寒いと思わないけど」と反論したり，「君はずいぶん寒がりだね」という批判も起こり得る．それでも，相手の働きかけに反応することで，ギリギリ相互作用は成立している．「自分は寒いと思っているけれど相手は違うんだ」と理解できたということで，無反応だったり，無視されたりするよりもコミュニケーションの意味はあったというべきかもしれない．

（藤田真文）

LECTURE 2-2 コミュニケーションの目的

POINT

何かを実行する手段としてのコミュニケーション (道具的コミュニケーション) と, コミュニケーション自体が目的となっている場合 (表出的コミュニケーション) とがある.

1 何らかの目的を果たすためにコミュニケーションが必要な場合がある

　人間だけでなく人間以外の動物もコミュニケーションをとっている. スティーヴン・ハート (Stephen Hart) は『動物達はどんな言葉をもつか』のなかで, 動物がコミュニケーションをとるもっとも大きな動機は「生き残るため」または「自分の種を残すため」だと述べている.

　たとえば, 力が弱い小さな動物は, 外敵から襲われたときに群れでいたほうが一部でも助かることができる. 集団で暮らしたほうがリスクを避けることができるのである. そのために, 「同種の個体は互いに交渉しあい, 取り決めを作らなければならない」と記述されている. 鳥のチャボは外敵が来たときに, 仲間のチャボが周りにいるときは鳴き声で警戒信号を発するが, いないときは発しない (オーディエンス効果). 時と場合を選んでコミュニケーションをとっているのである[1].

　人間もまた最初は生存のために, 個体でいるよりも他の人と一緒にまとまっていたほうがよいと考え, 集団を作った. このような集団行動にコミュニケーションは欠かせない. たとえば, 以下のような場合が考えられる. ①動物や他の人間集団 (他の部族など) から襲われたときに, 生存のために集団で防御するときに行うコミュニケーション (警戒信号など). ②他の人と協同して狩りや農作業をするときに必要なコミュニケーション. ③自分の周りの環境がどうなっているのかを他の人の情報から知るためのコミュニケーション (環境監視).

　生存, 協同, 環境監視など, 何らかの目的を果たすために行うコミュニケーションを**道具的コミュニケーション**という (図①).

2 コミュニケーション自体が目的になる場合もある

　人間のコミュニケーションは他の動物よりも複雑で, 何かの手段にとどまらず, コミュニケーションをとること自体が目的となる場合がある. LECTURE2-1で, コミュニケーションとは言葉のやり取りで共通の知識や感情をもつことであると述べた. 人間は, 特別に他の目的もなく友だちとのおしゃべりを楽しみ, 相手と知識や感情を共有できたことに喜びを感じるときがある. このようなコミュニケーションを**表出的コミュニケーション**とよぶ (図②).

　特定の他者に対して, 意図的に自分に関する情報を言葉で伝達する行為を**自己開示**という. たとえば, 「昨日上司にミスをひどく叱られた」と職場の同僚に話す場面を想像しよう. 上司に叱られたことなど, 恥ずかしくて話したくないかもしれないが, 無性に同僚に話したくなることがある.

　このような自己開示には, 悩みを打ち明けることでスッキリする (**感情表出機能**), 同僚から「あんなのたいしたミスじゃないよ」と慰めてもらうことで自信を取り戻す (**社会的妥当化機能**) など, 話し手にとってさまざまな利点がある. そればかりではなく, 「よく自分に悩みを打ち明けてくれ

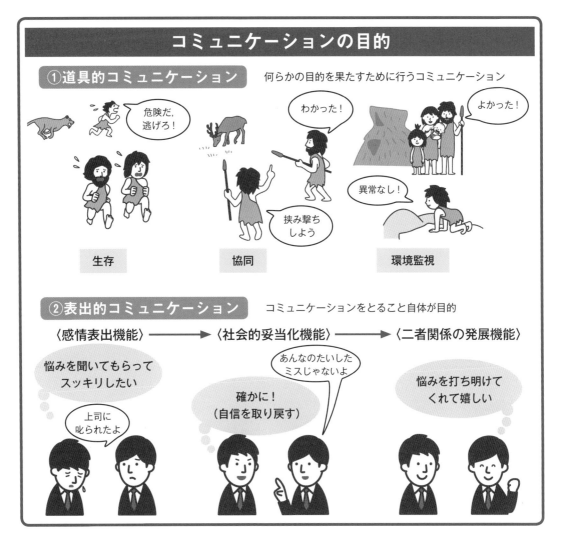

た」と同僚が思い，2人の親しさがさらに増す（**二者関係の発展機能**）という話し手・聴き手両方にとっての利点もある[2]．

3 コミュニケーションが社会を作る

　社会学では，2人以上の人間によるコミュニケーションの相互作用で，そこに「**社会（関係）**」が生まれると考える（ミクロ社会学的観点）．たとえば，「約束」という行為を考えてみよう．よくよく考えると，人間は「言葉」を使ってしか約束ができないことがわかる．

　Aさん「明日の夕方5時，渋谷駅のハチ公口で会おうよ」

　Bさん「わかった」

　という会話が交わされたとする．次の日の夕方5時，Aさんが渋谷駅ハチ公口で待っていたのに，30分経っても1時間経ってもBさんが現れなかったとしたら，Bさんは「約束を破った」と非難される．言葉のやり取りによって，「約束」で結ばれた社会関係が作られるのである．

（藤田真文）

LECTURE 2-3 コミュニケーションの構成要素

POINT
コミュニケーションには，**手段・距離・媒介・即時性・順番**などの構成要素がある．

1 コミュニケーションの手段と媒介

LECTURE2-1では，ふつうコミュニケーションは，2人以上の話し手と聴き手の間で「言葉」がやり取りされることだとした．しかし，人間のコミュニケーションを詳しくみると，人間は言葉以外でも身振り手振りや顔の表情によってコミュニケーションを行っていることがわかる．このようなコミュニケーションを**ノンバーバル（非言語）・コミュニケーション**という（CHAPTER 5）．他方，言語によるコミュニケーションを**バーバル（言語）・コミュニケーション**とよぶ（CHAPTER 4）．ここでの言語（バーバル）とは主に声を出すことによる**音声言語**を想定している．だが人間は，紙などに書かれた**文字言語**でもコミュニケーションをとることができる（**図①**，**③**）．

2 コミュニケーションの距離と即時性

ノンバーバルであっても，バーバルであっても，通常コミュニケーションを考える場合には，2人以上の話し手と聴き手が同じ空間・時間にいて音声言語によって面と向かって話す**対面**（face-to-face）コミュニケーションが前提とされている．しかし，音声言語によるコミュニケーションでも電話を使えば，2人以上の話し手が同じ空間にいる必要はない．話し手が離れた空間にいて行うコミュニケーションを**遠隔**コミュニケーション（telecommunication）という[1]（**図②**）．

さらに文字言語を使ったコミュニケーション，たとえば手紙や電子メールであれば，離れたところでコミュニケーションが行われる遠隔コミュニケーションであり，また情報を発信する人と受け取る人が同じ時間にコミュニケーションを行う必要がない．このように情報の発信と受信が同じ時間に行われないものを**非同期**のコミュニケーションという．それに対し，対面した会話のように情報の発信（話すこと）と受信（聴くこと）が同じ時間に行われる場合は，**同期**のコミュニケーションである（**図④**）．

LINEなどのSNSは本来は非同期のコミュニケーションでもよいはずだが，瞬時に情報が伝送されるため，まるで受け取ったらすぐ返事を返さなければならない対面・同期的なコミュニケーション・ツールのようにみなされている．相手のメッセージを読んでいるのに（既読），即座に返事を返さないと「既読無視」といわれ非難されることもある．

[1] telecommunicationは，電話やコンピュータ（インターネット）などの電子機器によって行われるため，遠距離「通信」や電気「通信」と訳される場合が多い

3 コミュニケーションの順番

本書で扱うコミュニケーションは，2人以上の話し手と聴き手が同じ空間・時間にいて（同期），「音声言語」によって面と向かって話す対面コミュニケーション，つまり会話が中心となる．ふつ

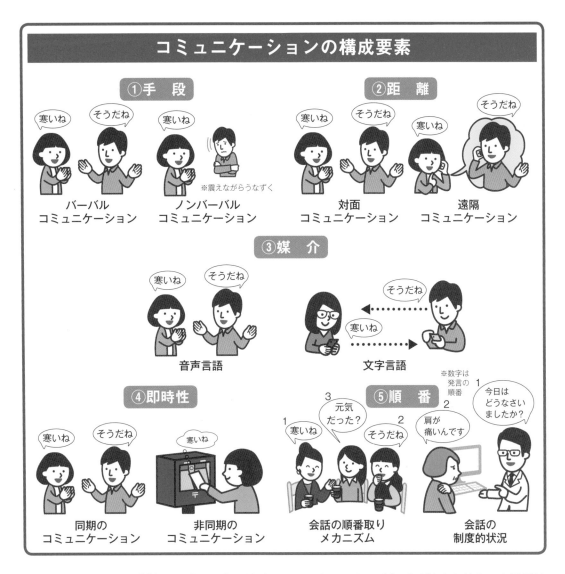

う会話では，Aさんが「今日は寒いね」と発話したら，次にBさんが「そうだね」と対応し会話が続いていく．誰かが話し終わったら自分が話し始めるように，みんなが順番に話していく．他の人が話している途中で，自分の声をかぶせる「同時発話」を避けるようにしているのである．このように通常の会話では，順々に発話を続けていく**会話の順番取りメカニズム** (turn-taking mechanism) が存在している (**図⑤**).

また，カフェで待ち合わせた友だちとおしゃべりをする場合には，誰から話し始めるか前もって順番取りの順序を決めていない．また，何を話すか，会話の内容が厳格に決められているわけでもない (話が脱線しても許される) [3].

ところが，たとえば診察室での医師と患者の会話では，話す順番 (ふつう医師が「どうしました？」と会話を始める)，話の内容 (病気の症状を聞き診断する) が決められている．このように会話の条件が制限されていることを会話の**制度的状況**という [4] (**図⑤**).

(藤田真文)

コミュニケーションによる情報共有と意思確認・決定

LECTURE 2-4

POINT

組織内のコミュニケーションはどうあるべきだろうか．組織の形態や目的によって，さまざまなコミュニケーションの形がある．

1 トップ・ダウンかフラットな組織か

LECTURE2-2で，人間は個体でいるよりも他の人と一緒にまとまっているほうがよいと考え集団を作り，他の人と協同して何らかの作業をする集団行動にコミュニケーションは欠かせないと述べた．このように何らかの目的を果たすために会社などの組織を作り，そのなかで行われるコミュニケーションを**組織コミュニケーション**という．

フレデリック・ラルー（Frederic Laloux）は『ティール組織』のなかで，古代から未来形に至るまで組織構造を5つの型にまとめている[5]．ここでは現代社会に存在する3つの型を取り上げ，それぞれの組織でコミュニケーションがどうなっているかをみてみたい．

①順応型組織（図①）

組織全体は堅固なピラミッド型で，上意下達（トップ・ダウン）の命令系統が正式に採用されている．階層上位の者が，すぐ下の者に指揮命令するようになっている（社長は役員に，役員は部長に，部長は課長に…）．計画立案はトップが行い，下位の者たちが実行する（例：行政機関，軍隊，宗教団体，公立学校）．

②達成型組織

基本的にはピラミッド構造を残しながらも，プロジェクト・グループなど複数の部門や職種にまたがる横断的な取り組みで，メンバー間のコミュニケーションのスピードを上げ，イノベーションを促す仕組みを作る．トップは全体の方向性を決め，目標達成を管理する．達成方法はメンバーに任せられている（例：民間企業）．

③多元型組織（図②）

意思決定の大半を現場のメンバーに任せている．リーダーたちは，部下の意見に耳を傾け，権限を委譲し，動機づけ，育てるサーバント・リーダーにならなければならない．組織の価値観を共有することを重視し，活動の核心部分に心を揺さぶるような存在目的を設定している．リーダーの役割は，多数のステークホルダー（経営者，従業員，顧客，地域社会，社会全体，環境…）を幸福にすることである（例：非営利組織だけではなく営利企業でも採用されつつある）．

F. ラルーはこのように組織型を分類したが，この3つの組織モデルが同時代に並存していることが現代社会の特徴だという[5]．さらにいえば，同じ組織のなかでも，3つの組織モデルとコミュニケーションが並存している場合さえあるだろう．

2 「ホウ・レン・ソウ」とコーチング，ファシリテーション

ピラミッド型の組織で重視される組織コミュニケーションが，「報告・連絡・相談（**ホウ・レン・ソウ**）」である．藤井[6]は，「（組織のなかで）各人がばらばらに作業していたのでは，本来の役割を

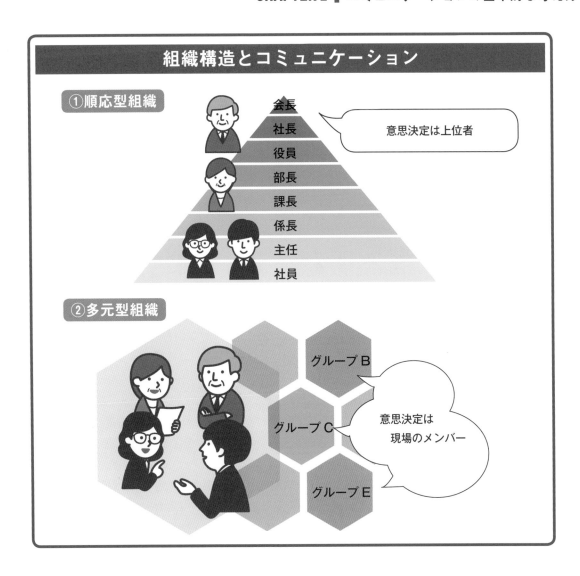

果たすことができない．上司と部下間，関連する部署間の連携プレーが不可欠であり，その基本が
ホウ・レン・ソウである」としている．組織が円滑に機能するためには，メンバーが自分の職務の
途中経過や結果を上司や同僚に「報告」して情報を共有する，必要な情報を「連絡」する，判断に迷っ
ていることを上司や同僚に「相談」することが不可欠となる．メンバーの業務が定型化され，かつ
迅速な判断が必要な組織や業務では，このような指揮命令系統とコミュニケーションが必要とな
る．

　ただし，環境の変化が激しい現代社会では，これまでの経験だけでは解決できない課題が生ま
れ，上司も答えを出せない場合がある．そこで近年組織コミュニケーションのなかで重視されてい
るのが，**コーチング**や**ファシリテーション**である．コーチングとは，メンバーが自ら考え行動する
ように「育てる」ことである．ファシリテーションとは，会議など職場のコミュニケーションを活
性化させることを意味する[7]．

（藤田真文）

LECTURE 3-1 意思決定の支援

POINT

意思決定の支援とは，対象者がその人らしく最期まで生きるために，その人の気持ちの変化に伴い，その時々で最善の方法を選択できるように支援するプロセスである.

1 意思決定とは

　意思決定 (decision making) とは，ある目標を達成するために複数の手段を検討し，そのなかの１つを選んで行動を決定することである．人は選択肢が多くなるほどストレスを感じるという．たとえば，２枚の服のなかから１枚選ぶのは比較的容易にできるが，20枚ものなかから選ぶとなると，自分の好みに近いものが複数あり，色，素材，値段や機能などから検討し，どれにしようか迷い，なかなか決められないことでストレスを感じることがある．医療においては，治療や検査の選択の決定など，そのもの自体が初めての経験でよく理解できないものから選択することになるため，患者が意思決定をすることはとても難しいことなのである.

2 患者の意思決定のプロセスとその支援 (図)

　患者の意思決定には，患者が①十分に情報を理解し，②自分の置かれた状況を把握し，③家族の大事にしている価値観を尊重し，④選択を表明する４つのプロセスを経ることが重要である (図)．医療従事者はこのプロセスを支援する.

①**十分な情報の理解**：患者が病気 (病名，症状，病期など) と提案された治療や代替案の内容，そして，それらの利益と不利益について，十分理解できるように具体的にわかりやすく説明する.

②**患者の置かれた状況と価値観の確認**：患者・家族が，患者の現在抱えている病気や病状を理解し，患者自身が大切にしている価値観についても確認する．医療従事者は「患者の意向」を確認し，患者の価値観を尊重する．故スティーブ・ジョブズが酸素吸入を「カッコ悪い」と言って受け入れなかったことは，価値観に基づいた選択だったのである.

③**家族の価値観の尊重**：家族とともにどのようにすることが患者自身にとって一番だと考えるか，患者や患者の家族の生活にどのような影響を及ぼすのか，患者の大切にしている価値観を尊重したうえで選択しているのかを確認することが重要となる．医療従事者は，患者の意思とともに「家族の意向」を尊重し支援することが大切である.

④**意思の選択**：これからどのような医療を希望し，どのようなケアをどこで受けて過ごしたいのかを尋ね表明してもらう．穏やかに患者自身の希望を表明できるように「意思決定」を支援することが重要である.

3 アドバンス・ケア・プランニング：話し合いのプロセス

　人生の最終段階における医療行為についての意思決定では，誰もが経験したことのない，非常に難しい決定を迫られる．近年，わが国でも**アドバンス・ケア・プランニング (ACP)** が発展してき

意思決定の支援の流れと一例

患者背景
85歳男性. 嚥下性肺炎を繰り返す. 脳梗塞による右片麻痺があり, ほぼ寝たきり状態である.
嚥下機能低下を認めるが経口摂取を希望し, 家族の介助にて, とろみ食を食べている. 妻と娘が介護を
しているが負担が大きい.

誤嚥性肺炎の予防のために, 胃瘻を作りましょう. 口から食べることはできなくなりますが, 栄養がしっかり取れて肺炎の心配もなくなります.

胃瘻を作れば, 楽になることは分かるが, もう先は長くない. 自分の口から食べれなくなったら終わりにしたい.

医学的情報の提供
病状, 治療法, 代替案, 利益と不利益の説明

①十分な情報の理解

②患者の置かれた状況と価値観の確認

患者の意思確認
医学情報の理解の確認
患者の価値観の尊重

意思決定
今後どうしたいのかを確認

④意思の選択

③家族の価値観の確認

家族の意向
医学情報の理解の確認
家族の価値観の尊重

延命処置はしない. 介護サービスを利用して, 最期まで家で過ごす.

1日でも長く生きていて欲しいが, 家族だけで世話をするのは限界. 介護サービスを利用したい.

◆:患者・家族の意思決定のプロセス　　▭:医療従事者による支援内容

病状の進行に合わせて, 意思確認を繰り返し話し合うプロセスが重要

ている. 患者が意思決定ができなくなる前に今後の治療・療養についてあらかじめ決めておくためのもので, ①患者と医療者や家族などのケア提供者がともに行うこと, ②意思決定能力の低下に先立って行われること, ③プロセスを指していることと定義されている[1].

　先の意思決定の4つのプロセスと似ているが, ACPで重要なことは繰り返し話し合うプロセスを重視している点である. がんの末期など症状が刻々と変化するなか, 患者や家族の考えや希望が変化することもあるため, その都度, 話し合いの場をもち, 意思決定に変更はないか確認する. 現在の症状と今後の見通しから治療やケアをどうするかという外面的な側面とともに, 医療以外の患者・家族の生活の希望 (会いたい人, 聞きたいもの, 見たいもの, 食べたいものなど) といった内面的な側面も支援することで, 本人だけでなく家族も納得のいく介護ができ, 看取り後の満足感へとつながっていく.

(阿部恵子)

LECTURE 3 - 2 # 傾聴力

POINT

相手が唯一無二の存在であることに敬意を示し，「どんな人だろう？」と心から知りたいと関心をもつことが，傾聴力の最大の源である．

1 内面から傾聴力を磨く

　友達と話しているとき，相手の話を聴いているつもりがいつのまにか自分が話していることはないだろうか．人は誰でも自分のことを聴いてほしいという欲求をもっている．その欲求を超えて傾聴できる力をもつためには「聴」という字がもつ「目」と「耳」と「心」をフル回転させて内面から聴くように心がけることが重要である．

　相手の役に立ちたいと思い，そして話を言いふらそうとはせず，嘘をつかず誠実である姿勢をもつことが基本的かつ重要な原則である．この姿勢がなければ相手との信頼関係は作れず，心を開いてはくれないだろう．

　また，相手を心から知りたいという興味をもち，話される事柄をありありと想像しながら聴くと，あたかも同じ経験をしているかのような共感の気持ちが湧いてきて，「ふんふん，それでどうした？」ともっと聴きたくなるものである．アンダーソンとグーリシャンは1992年に「患者こそが自分の病気の専門家である」と主張し，興味と旺盛な関心をもって"教えてください"という姿勢をとることを「無知の姿勢 (Not Knowing)」としてカウンセリングに活用した[2]．"あなたのことを何も知らない真っ白な状態なので，どうぞ教えてください"と，興味をもってに聴きたいと思うことこそ真の傾聴的姿勢といえよう (図)．

2 傾聴スキルを磨く

　人はコミュニケーションをとるとき，外見や態度を見て「優しそうな人」「怖そうな人」など瞬時に相手をモニタリングしている．いわゆる第一印象である．初めに話したいと思う印象をもってもらうために，姿勢，アイコンタクトなどの**ノンバーバル・コミュニケーション**が重要である．腕や足を組んだりせず，話が聴きたいという少し前のめりになった前傾姿勢が好印象を与える．また，相づちは「そうなんだ」「すごいね」「それは嬉しいね！」など短めに感情を受け止める言葉を返すと，話し手は理解してもらえたと感じ，心地よくなり，さらに話をしたいという気持ちになるのである．コミュニケーションは相互作用により影響を与え合っているので，聴き手の聴き方で，話し手の話す内容は変わってくる．聴き上手を目指してみよう．

3 傾聴の妨げとなるブロッキングを外す

　傾聴のスキルを身につけて実践してもうまくいかないことがよくある．仕事のことを考えたり，メモをとりながら聴くなど，2つの事柄を同時に行うと相手に十分に注意を払うことができないので，表面的な聴き方になってしまう．また，あらかじめ次に話すことを決めていたり，結論を決めておくと，積極的に話を聴こうという気持ちの妨げになる (**ブロッキング**)．自分の物事に対する

Not-Knowing（無知の姿勢）の活用例

今日の調子はどうですか？

そうですか（促し）

何か難しい話かな？
痛みとうまく付き合っていくしか
ないんだけど（ブロッキング）

ふんふん，そうですか（傾聴）

どうしたんだろう？
じっくり聴いてみよう
（関心をもつ）

すぐに治ると思っていたのになか
なか前のように動き回ることがで
きなくて（話しても安全と判断）

まだ痛くて，歩くのもゆっくりです

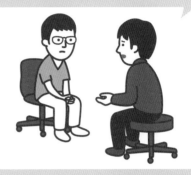

仕事も座りっぱなしなので，辛いです（感情表出）

う～ん，それは辛いですね（共感）

タクシーの運転手をいつまで続けられるか不安で
たまりません
妻も心配して転職を促してくるんです

そうですか，奥様も心配されているのですね．
弱気にもなりますよね
サポートしますので，一緒に頑張っていきま
しょう

今まで聴いたことのない気持ちを
たくさん話してくれた
すこし気が晴れたようだ

うまく痛みと付き合って行かないといけないので
すが，ついつい弱音を吐きたくなります（自己開
示）
でも，少し楽になりました（気持ちがすっきり）

価値観や善悪の評価を相手の話に当てはめると，相手は評価を求めて話をしているわけではないの
で，話をやめてしまうであろう．先入観や偏見を捨てて，自分の主観的意見に捉われず，**相手の感
情・気持ちに焦点を当てる**とよい．

　在宅の現場では多職種と情報共有することがとても重要であるが，職業的遠慮などの心理的障壁
が職種間の情報共有を阻むこともある．自分の知らない多くの情報が得られることがあるので，患
者・利用者だけでなく医療者・介護職者からも，それぞれの職種の視点で得た情報をもつ専門家で
あると捉え，みずから情報を求め，傾聴することが必要である．

（阿部恵子）

LECTURE
3-3

説得する力

POINT
説得力は，相手が最もよく理解し，かつ納得できる方法で説明する力である．相手の状況を理解し感情に寄り添うとき，その効果を発揮する．

1 説得とは

　説得という言葉には，「相手にわからせること，説き伏せること」など支配的でネガティブなイメージを抱きがちで，患者にとって最善の方法を提供することを目的とする医療にはそぐわない印象がある．『ブリタニカ国際大百科事典』では，「コミュニケーションによって，**受け手の理性や感情に働きかけ**，**相手の自発性を尊重**しながら送り手の意図する方向に受け手の意見，態度，行動を変化させること」と説明されている．「受け手の理性や感情に働きかけ自発性を尊重しつつ」と説明されている点が重要である．

　医療現場にあてはめれば，双方向のコミュニケーションを介して，相手にとってわかりやすい言葉で，相手を尊重し，気持ちに寄り添って説明することで，相手が"納得"して，自発的に意見，態度，行動を変化させることといえる．

2 説得の3要素

　説得力を重要な能力と考えるビジネスの世界では，説得の基本原理として古代ギリシャ哲学者のアリストテレスが説いたレトリック理論を説得の3要素 (エトス，パトス，ロゴス) として捉えている．

　エトスはethicsに由来し，**"信憑性"**を表す．話し手の性格，個人的資質について聴き手が抱く態度といえる．パトスはpassionの意味に由来し，**"感情"**を表す．話し手の共感的言葉，態度，配慮から聴き手が抱く感情である．ロゴスはlogosに由来し，**"論理"**を表す．話し手の理解しやすい説明から聴き手の納得を引き出すものである．

　この3要素が揃うと，話し手に対する信頼感が聴き手を引きつけ，感情が伴い，論理的説明によって話を理解し，納得して行動の変化を導くのである．

3 説得のアプローチ

　実際の説得の方法として，アップル社の創業者でプレゼンの天才といわれた故スティーブ・ジョブズが使ったアリストテレスの「人を説得する5カ条」やアメリカ大統領のキャンペーン演説などに使われる「レトリック理論」がある．また，リーダーが実践している「共感を得る方法」を分析して，2009年にTED (世界的な講演会) でサイモン・シネック (Simon Sinek) によって紹介された「ゴールデンサークル理論」など，近年ではさまざまなアプローチが紹介されている[3]．その効果はまだ検証されていないが，医療に活用できそうなアプローチを考えてみる．

　「ゴールデンサークル理論」とは，相手に理解し納得してもらいたい意図のなかから「Why (なぜ)」「How (どうやって)」「What (何を)」の順で伝え，相手から共感を得るテクニックである．す

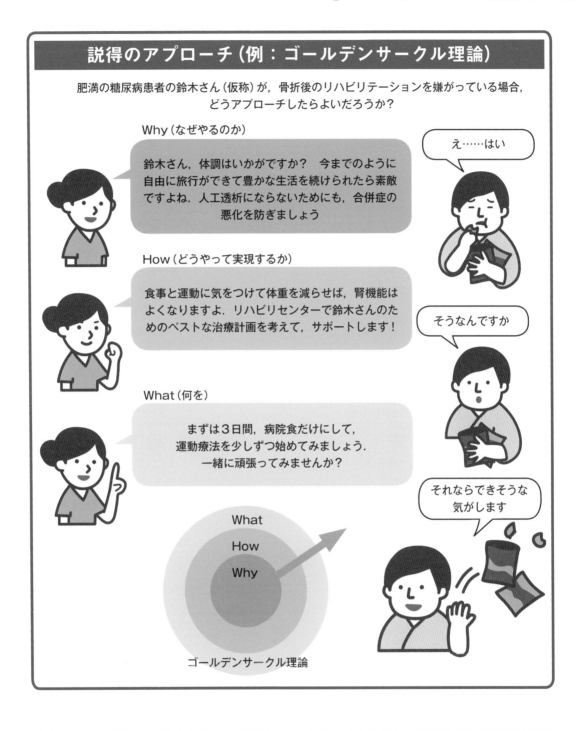

説得のアプローチ（例：ゴールデンサークル理論）

肥満の糖尿病患者の鈴木さん（仮称）が，骨折後のリハビリテーションを嫌がっている場合，
どうアプローチしたらよいだろうか？

Why（なぜやるのか）

鈴木さん，体調はいかがですか？　今までのように
自由に旅行ができて豊かな生活を続けられたら素敵
ですよね．人工透析にならないためにも，合併症の
悪化を防ぎましょう

え……はい

How（どうやって実現するか）

食事と運動に気をつけて体重を減らせば，腎機能は
よくなりますよ．リハビリセンターで鈴木さんのた
めのベストな治療計画を考えて，サポートします！

そうなんですか

What（何を）

まずは3日間，病院食だけにして，
運動療法を少しずつ始めてみましょう．
一緒に頑張ってみませんか？

それならできそうな
気がします

What
How
Why

ゴールデンサークル理論

べきことや，メリットのみを主張するのではなく，あなたの人生にとってなぜ必要であるのか信念
を伝えることがポイントである（図）．

　臨床現場では，いろいろな理論を用いて，自分なりの説得アプローチを生み出し，患者の行動変
容が引き出せるように説得力を高めていくことが求められる．

（阿部恵子）

LECTURE 3-4 人間関係を発展させる力

POINT

医療は患者との信頼関係があって初めて成り立つ. コミュニケーションを通して人間関係を発展させることが求められる.

---

1 医療における患者との関係

リハにおける患者・利用者とのかかわりは1回の治療で終わることはなく, **長期的なかかわり**が基本となる. リハ専門職は急性期病院においては, たとえば, 術後の歩行などの運動療法, 肺手術前後の呼吸機能の維持回復, COPDなどの呼吸器慢性期疾患に対する呼吸機能訓練, 嚥下機能の低下・障害がある場合の嚥下機能訓練など, 病院, 施設, 在宅の場において幅広く活動している. 医療職のなかでも, リハ専門職は患者に対する直接的なかかわりが最も長く継続的にかかわる職種ではないだろうか. そして, そのかかわりのなかでのコミュニケーションのとりかたが人間関係に影響を与えるため, 患者は, 合わないと思ったり不満を感じたりしたときに, 病院を変えたり, 他のスタッフへの交代を希望することがある. 長期的に良好な人間関係を維持する基盤となるのは, **誠実で寛容で, 最後まで支援する姿勢**であろう.

2 長期的な人間関係における役割

ペプロウ (Peplau) は, 「看護は, 人間関係のプロセスと考え, 患者・利用者と看護者が互いに学び合い成長していく人と人との関係」と述べている[4]. リハにおいてもリハ専門職と患者・利用者とは同様な関係といえる. 患者とのかかわりのなかで, リハ専門職としての役割に加えて人としてかかわるとき, 患者のニーズに応じたさまざまな二次的な役割があるが, ここでは重要と考える次の4つの役割を紹介する.

①**未知の人の役割**：患者である前に1人の尊重すべき人間としてかかわる.
②**友人の役割**：患者のあるがままを受け止め, 話し相手となる対人的友好関係を作る.
③**治療者の役割**：治療計画に沿って患者の症状の改善に向けてかかわる.
④**代理人の役割**：問題を自身で解決していけるように支援する.

この4つの役割は, その時々の患者の状況やニーズに合わせて, リハ専門職にどのような役割行動が求められているかを判断するのに役立つ.

3 人間関係発展のためのアプローチ

あなたは, コミュニケーション (人とのかかわり) は自然にできるものだと考えているかもしれない. しかし, 長期的にかかわるとなると, 価値観, 考え方, 行動の仕方などの違いが相手との間に大きな溝を作ることもあり, 簡単ではない. よりよい人間関係を発展させるために, まず, 「**自分を知る**」ことから始めよう. 自分の価値観, 考え方, 行動の特徴など習慣的に行っていることに加えて, 風邪気味, 空腹, あるいは, 朝嫌なことがあってイライラする, 時間がなくて焦るなど, そのときの自分の精神・身体状況を確認しよう. これらが円滑なコミュニケーションの阻害要因と

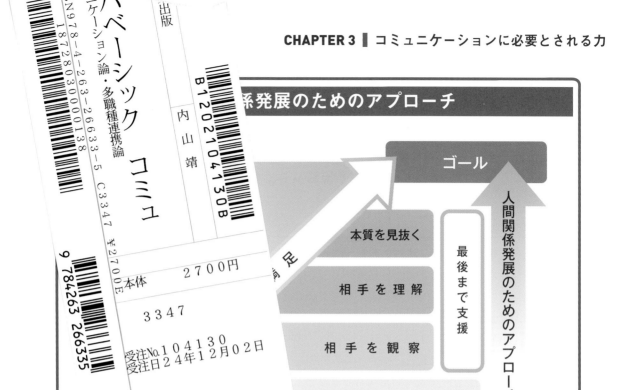

なることがあるためである．プロの職業人として自己管理は基本となる．気持ちと体調を整えて，目の前の患者に集中しよう．

　患者と対面したら「**相手を観察**」しよう．「体調はどうですか？」などの言葉かけだけでなく，表情，仕草などの非言語メッセージもしっかり観察し，ちょっと不安そう，機嫌が悪そう，視線を合わさない，など，普段と違う点がないか観察しよう．相手を観察することは，多忙な業務のなかでは忘れがちで，バイタルサインを確認して問題がなければ専門職としての業務を優先して行うことが多く，患者の心理への配慮がおろそかになり，軋轢が生じる原因になる．

　観察して普段と違う様子に気づいたら，「**相手を理解**」するために「今日はご気分どうですか？」など心に焦点を当てた質問をして話を引き出すとよい．決して批判したりせず，そのままを受け止め共感することでよい方向に向かう．内容によっては，手を止めて向き合って傾聴することも必要であろう．

　また，とさには個人的な内面にまで入ってその人の「**本質を見抜く**」ことが人間関係のさらなる発展に必要となる．長期的なかかわりのなかで，その人の大事にしている考え方，価値観あるいは社会的状況，経済状態，家族関係にまで入り込み，一緒に考え，問題解決に取り組むこともある．そのようなとき，患者の言葉の意味，行動の意味を考え，その背景にある本質を見抜く力も重要である．真の関係性を維持することは容易ではなく，意見の相違を避けていては次の関係性にたどり着くことはできない．つねに話し合うことで対立を乗り越えることが重要であり，目標に向かって，見放すことなく「**最後まで支援する**」姿勢とその責任を引き受ける覚悟が必要である．

（阿部恵子）

LECTURE 4-1 ことばとコミュニケーション

POINT

言語は記号の一種であり複雑な意味を効率的に伝達する．ことば（音声言語）は対人コミュニケーションにおいて特に重要である．

1 記号と言語

　人間は五感，すなわち視覚，聴覚，嗅覚，触覚，味覚により外界にあるものを知覚する．**記号**もまた五感で知覚されるものであるが，五感でとらえられる情報それ自体とは別の何かを表すために作られ，使用される．たとえば，視覚的記号である地図記号の田は病院を意味し，✿は工場を意味する．また聴覚的記号であるモールス信号の音「・・・－」はアルファベットの「V」を意味し，ときに勝利（Victory）を意味する．人間以外の生き物も記号を使用する．たとえば，ミツバチの八の字ダンスは巣を起点にしたときの蜜や水のある方向と距離とを意味している（図）．

　言語は人間が作った記号であり，そのなかで最もよく発達し，かつ使用されている記号である．言語は複雑な意味を効率的に伝えるツールであり，対人コミュニケーションにおいてきわめて重要である．もし言語を使用しなかったら，検査や治療といった医療行為はもちろんのこと，社会生活を営むこと自体が不可能である．

2 言語とことば

　言語には音声言語と文字言語とがある．他に手話も言語の一種である．言語を用いるコミュニケーションをバーバル・コミュニケーション（言語コミュニケーション）とよぶ．

　言語のなかで，音声言語は**ことば**，もしくは**話しことば**ともよばれ対人コミュニケーションにおいて最もよく使用されている．現在，世界には方言を含め約7000種類ものことばがあるといわれている．ことばの種類を正確に数えることは難しいが，日本国内にも語彙やアクセントといった音の特徴から区別される各地方に特有のことばが多数存在する．

3 ことばの特徴

　ことばのおもな特徴に即時性と恣意性がある．ことばは人間が発声発語器官（声帯，舌，口唇など）をすばやく精確に動かすことによって作り出す音であり，すなわち刻々と変化する空気の微細な振動である．聞き手の聴覚によってとらえられ即座に意味を伝える点で効率的であるが，録音でもしないかぎり"音"自体はすぐに消えてしまう．したがって，文字言語とは異なり保存，記録，継承といったことが難しい．

　さらに，ことばの音とそれが表す意味との間には必然性がない．これを言語学では**恣意性**とよぶ．たとえば，日本語では🐕を「イヌ」という音で表すが特に理由があるわけではなく，犬がみずから「イヌ」と音を立てることもない．実際，英語では「ドッグ」といい，ドイツ語では「フント」という．日本語で「イヌ」という音を使うことは，いつか誰かが決め日本語を話す社会において習慣として継承されてきたにすぎない．

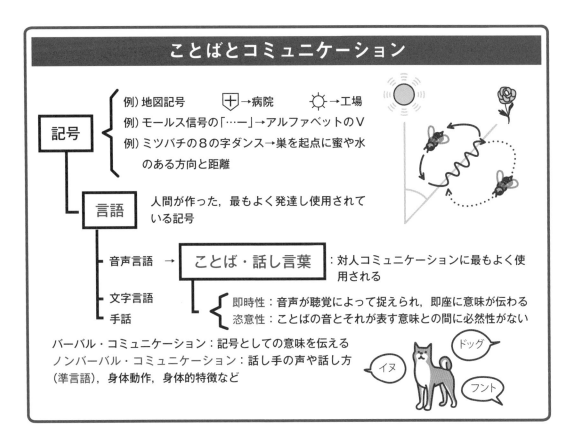

ことばとコミュニケーション

記号
- 例) 地図記号　⊞→病院　☼→工場
- 例) モールス信号の「・・・－」→アルファベットのV
- 例) ミツバチの8の字ダンス→巣を起点に蜜や水のある方向と距離

言語　人間が作った，最もよく発達し使用されている記号

- 音声言語　→　ことば・話し言葉：対人コミュニケーションに最もよく使用される
  - 即時性：音声が聴覚によって捉えられ，即座に意味が伝わる
  - 恣意性：ことばの音とそれが表す意味との間に必然性がない
- 文字言語
- 手話

バーバル・コミュニケーション：記号としての意味を伝える
ノンバーバル・コミュニケーション：話し手の声や話し方（準言語），身体動作，身体的特徴など

ドッグ　イヌ　フント

　したがって，ことばの使用とそれを用いたコミュニケーションは，決して誰でもが自然にできることではなく，同じことばを使用する社会のなかで，すぐに消えてしまうことばの音を繰り返し聞き，使用法を習い，覚える学習の過程を経て，習慣づけられ初めて可能となる.

4 ┃ バーバル（言語）コミュニケーションとノンバーバル（非言語）コミュニケーション

　ことばは人間がみずからの体を使って作り出す音であり，一般にこれを声とよんでいる. この音には記号としての意味のほかに，話し手の声の，高さ，大きさ，音質（がらがら声，ささやき声，きれいな声，汚い声などの特徴）や，話し方（速さ，間，リズム，滑らかさ，など）に関する情報が同時に含まれている. 文字には写し取れないこうしたことばの音の情報は**準言語 (paralanguage)**とよばれ，言語コミュニケーションに大きな役割を果たしている.

　また，話し手の身体動作（身振り，手振り，姿勢など），身体的特徴（体格，体型，身長，体重，肌や髪の色など），表情や視線，衣服や装身具，聞き手との距離といったさまざまな視覚情報や，ときには体臭のような嗅覚情報がことばの記号としての意味以外の情報として発信され受け取られる.

　ことばによるコミュニケーションをバーバル・コミュニケーション（言語コミュニケーション）とよぶのに対し，上述の，ことばの記号としての意味以外の情報を伝える経路ないしそれによるやりとりをノンバーバル・コミュニケーション（非言語コミュニケーション）とよぶ.

（石毛美代子）

LECTURE 4-2 ことばの働き

POINT

ことばのおもな働きは伝達機能，思考機能，行動調整機能の3つに大別される．このうち最も重要なものは伝達機能である．

1 ことばの働き

　ことばの働きは，伝達機能，思考機能，行動調整機能の3つに大別することができる．このうち最も重要な働きは**伝達機能**である．ことばを用いると事実や物理現象から，話し手の欲求，感情，意見といったことまで，さまざまな意味を聞き手に伝達することができる．また，これにより聞き手，あるいは話し手自身の知覚，分類，記憶，学習といった思考の過程が促進される（**思考機能**）．さらに，ことばにより他者の行動を触発，促進・抑制，制止することができる（**行動調整機能**）．

2 ことばによる意味伝達の限界

　ことばを用いると複雑な意味を即座に伝達できるが，ことばによる意味伝達には一定の限界がある．まず，話し手は，客観的情報であれ自分の感情や意見といった主観的情報であれ，伝えたいこと（**意図**）のすべてをことばに表現できるわけではない．したがって，ことばによって伝達される意味は話し手の意図に比べ常に限定的であり，かつ曖昧である．たとえば，Aさんが自分の愛猫のことを伝えようとするとき，いくらたくさんのことばを使って表現しても，愛猫の姿そのものや，愛猫に対するAさんの感情をすべてことばに表現することはできない．いつも必ず「ことばにできない」部分が残り，決してAさんの意図が100%相手に伝わることはない（**図**）．

　次に，一つのことばの意味は必ずしも一つではなく，ほとんどの場合，多義的である．したがって，話し手の意図が誤解されるリスクがある．たとえば「猫」ということばの意味（辞書に書かれた意味：**外延的意味**）は「食肉目ネコ科ネコ族に分類されるリビアヤマネコが家畜化されたイエネコの通称」である．しかし，「猫」は同時に，猫好きのAさんにとっては「愛らしい生き物」を意味するが，猫嫌いのBさんにとっては「気味の悪い生き物」を意味することがある．このように，ことばには一人ひとりが持っている，個人的なあるいは私的な経験，もしくは感情や価値観と関連した意味（**内包的意味**）がある．内包的意味はそれぞれの人の頭のなかにあり，外延的意味と同じかそれ以上に意味伝達に大きな役割を果たしている．先の例でいえば，Aさんの愛猫を思う気持ちは，いくらことばを尽くしてもBさんにはなかなか伝わらない．

3 コミュニケーション上の対策

　刻々と変化する現実世界とそこにいる人々の主観的情報（意見，考え，感情，など）のすべてをことばに表現することはできない．ことばが表現するのは，ある特定の時点の，しかも話し手の関心が向けられ記号化された限られた情報にすぎない．したがって，ことばによる意味伝達は曖昧であり誤解を生じやすいという側面がある．

　日常会話では意味が曖昧に伝わってもさほど支障がないことも少なくない．しかし，たとえば医

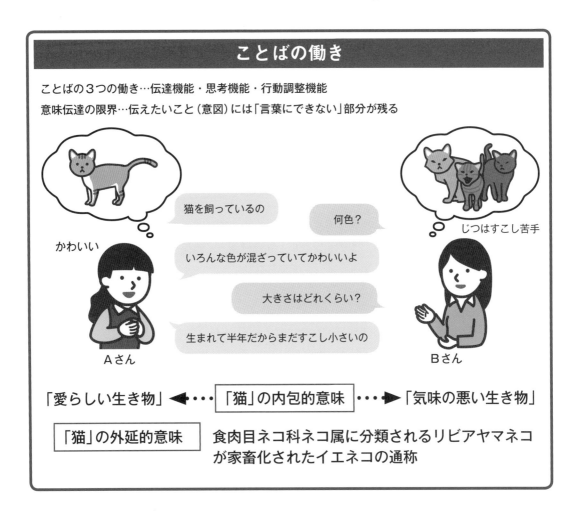

療現場で医療従事者が病気や治療について話すときなどは，可能な限り精確に，誤解のないように伝えることが重要である．このような場合の対策として，話し手は，①**客観的情報**（物理現象，事実，測定値，など）**と，それ以外の情報**（解釈，推測，意見，感情，など）**とを区別し，②いつの情報であるか**（日付，時間），③**どのような方法で得られた情報であるか**（測定，検査あるいは実験の結果，話し手が直接見聞きした，伝聞，マスメディアあるいはソーシャルメディア，など）**を明らかにすること**などが考えられる．

　以上は話し手側についてだけ単純化して述べたが，実際のコミュニケーションにおいて意味は話し手から聞き手へと一方的に伝達されるものではない．聞き手は意味を物のようにただ受け取るわけではなく，むしろ，話し手の意図を推測，想像しながら能動的に聞く必要がある．しかも，話し手と聞き手は交代を繰り返す．したがって，より望ましいバーバル・コミュニケーションの形は，話し手と聞き手とが互いに相手の意図，立場，理解，考え，感情を思いやり推測しながらことばをやり取りすること，それによって協同で共通の理解に近づいていくプロセスに積極的に参加することであるといえるだろう．

（石毛美代子）

言語コミュニケーションの要素

POINT

言語コミュニケーションを構成する要素は，送り手，メッセージ，チャンネル，受け手，効果の5つであり，いずれも不可欠である.

1 言語コミュニケーションの要素

　言語 (ことばと文字) を用いたコミュニケーションの過程は①誰が，②何を，③どのような経路で，④誰に　伝え，⑤どのような効果が生じたか，の5つの要素に分けることができる．これらはそれぞれ①**送り手**，②**メッセージ**，③**チャンネル**，④**受け手**，⑤**効果**とよばれる．5つの要素のうち一つでも欠けると言語コミュニケーションは成立しない.

2 送り手，受け手，メッセージ

　言語コミュニケーションの送り手は伝達したいこと (意図) を言語という記号に変換して発信する．これを記号化または**コード化 (encoding)** といい，記号の集合をメッセージという．受け手は送られた記号を解読することによりメッセージの意味を理解する.

　メッセージの意味は送り手から受け手へと一方的に伝えられるのではなく，両者の相互作用によってはじめて生じる．もし，使用された言語 (記号) が受け手側の記号表になければ解読されないから，送り手はあらかじめ受け手側の記号表に配慮する，すなわち相手が理解できる語を選ぶ．たとえば，相手が理解できないであろう難解な用語や専門用語を避け，同様の意味をもつ別の用語に代えるなどする．また，受け手は言語の記号としての意味以外に，送り手の意図を表すその他のメッセージをも受け取る．記号以外の意味は，文字言語によるコミュニケーションでは言語それ自体のいわゆる行間を読むこと (文脈，文の構造，内包的意味，など) から得られ，ことばによるコミュニケーションではこの他に非言語情報からも得られる.

3 チャンネル

　コミュニケーションにおいてメッセージが伝達される経路を**チャンネル**という．一般に受け手がメッセージを受け取る感覚により聴覚的チャンネル，視覚的チャンネルのようによばれる.

　音声言語によるコミュニケーションのチャンネルはおもに聴覚的チャンネルであり，同時に視覚的チャンネルや嗅覚的チャンネルにより非言語情報もやり取りされている．**聴覚的チャンネル**は短時間に，簡便に，大量の意味を効率的にやり取りできるので日常の対人コミュニケーションで最も使用される．一方で，伝達された意味の保存，記録，継承には不向きである.

　文字言語や手話では**視覚的チャンネル**を用いる．文字言語はことばのように短時間で簡便に大量の意味を伝達することはできないが，意味を保存，記録，継承するのには適している．たとえば，名言・格言や文学作品などは，そのメッセージを発した人が亡くなってしまってもメッセージが長く後世に残り，文化として継承されている例である.

　なお，やや特殊なものとして，点字では**触覚的チャンネル**が用いられる.

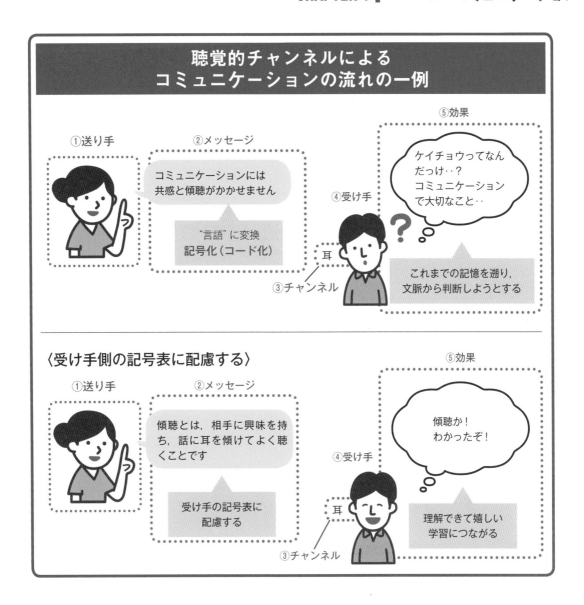

4 効果

　コミュニケーションの**効果 (effect)** とは，メッセージが伝達されたことにより，送り手が受け手に及ぼす影響を指す．おもな効果として，行動調整に関すること (受け手の行動が触発，促進，抑制，制止される，など)，思考に関すること (受け手の学習，記憶，分析，考察が促進される，など)，感情や気分に関すること (受け手の気分がよくなる，安心する，うれしい気持ちになる，など) がある．話し手もしくは聞き手が期待した効果が得られるか否か，あるいは，どのような効果がどのくらい得られるかは他の 4 つの要素 (送り手，メッセージ，受け手，チャンネル) の相互作用によって決まる．

(石毛美代子)

LECTURE 4-4　敬語・謙譲表現

> **POINT**
> 敬語は他者に対する敬意を表す言語表現である．敬語を適切に使用することでより望ましい対人コミュニケーションが可能となる．

1　敬語とは

　敬語とは，話し手が他者に敬意を表すときに使用する言語表現である．敬意とはすなわち，他者を尊敬し，その価値を認めて大切にする気持ちであり，信頼関係を築き，望ましい対人コミュニケーションを成立させるための基盤となる．

2　敬語の種類

　敬語には尊敬語，謙譲語，丁寧語の3種類がある．これに美化語を加えた4種類を広い意味での敬語とすることもある．

　尊敬語：主語に対する敬意を表す表現である．たとえば「先生が」という部分に敬意を表す場合，「先生がおっしゃる (言う)」「先生がおいでになる (来る)」(カッコ内は普通の表現) といった表現を用いる．

　謙譲語：主語以外の人物に対する敬意を表す表現である．たとえば「先生に」という部分に敬意を表すには「私は先生に伺う (聞く，質問する)」「私は先生に申し上げる (言う)」といった表現を用いる．

　丁寧語：たとえば「行きます」「9時からです」のように「です」「ます」あるいは「ございます」を用いる表現である．聞き手に対する話し手の敬意とともに，一定の心理的距離があることを意味する．

　美化語：誰かに対する敬意を直接的に表すわけではないが，ことばを美しくすることで間接的に敬意を表す表現であることから，広い意味での敬語に含めることがある．

　4種類の敬語の例を**表**に示す．

　以上に述べた，いわゆる敬語の他にも敬意を表す表現がある．たとえば，依頼するときに「〜していただけますか」のように質問表現を用いる，「あの方」「この方」「お食事のほう」「お薬のほう」のように方角を示す「方 (かた)」や「ほう」を用いて間接的に表現する，話しかけるときに「おそれ入りますが」「失礼ですが」「今，お時間よろしいですか」などといった前置きの表現を用いるなどである．いずれも相手の立場，状況，感情，気分，考えに配慮する，あるいは相手との間に一定の心理的距離があることを示す表現であり広い意味での敬語・謙譲表現である．

敬語の例

尊敬語	(ら)れる，お～になる，お～なさる，お＋形容詞［例：お忙しい］ お＋名詞［例：お宅，お考え］ ご＋名詞［例：ご家族，ご意見］ いらっしゃる（いる・行く・来る），おっしゃる（言う），ご覧になる（見る），召し上がる（食べる，飲む），など
謙譲語	いただく／頂戴する（もらう），伺う（聞く，訪問する），お目にかかる（会う），お耳に入れる（聞かせる，知らせる），差し上げる（あげる），拝借する（借りる），拝見する（見る），など
丁寧語	～です，～ます，～ございます，など
美化語	お＋名詞［例：お茶，お食事，お休み，お昼寝］ ご＋名詞［例：ご飯，ごちそう］，など

3 ┃ 敬語・謙譲表現の使用で配慮すべきこと

　敬語や謙譲表現は多用すればよいというわけではない．不足しても，過剰であっても信頼関係を築く妨げとなり，良好な対人コミュニケーションを阻害することになりかねない．適切に，かつ適度に使用するために，一般的に配慮すべき点として上下関係，親疎関係，状況の公式性，話題の重大性の４つがある．

　<u>上下関係</u>：話し手は，聞き手または話題の人物の年齢や社会的地位などから，自分との上下関係に配慮し，より上位にある人に尊敬語や丁寧語を使い，自分もしくは自分側にある人物に対して謙譲語を使う．

　<u>親疎関係</u>：話し手は，聞き手または話題の人物との親しさ（心理的な距離）に配慮し，親しくない人や初対面の人に対しては丁寧語を使用する．

　<u>状況の公式性</u>：話し手はコミュニケーションが行われている状況が公的あるいはあらたまった状況であるか，または個人的で，くだけた状況であるかに配慮する．前者では丁寧語を用いる．この観点から敬語の使用が不十分である場合，たとえば，カンファレンスや顧客，患者，あるいは相談者との面談でごく親しい仲間に対するような表現を使うと，聞き手は話し手に対し，「その場にふさわしい配慮や行動が取れない人」あるいは「状況判断ができない人」などと感じ，信頼しないであろう．

　<u>話題の重大性</u>：話し手は，話題がどのくらい重大（重要，深刻，真面目）であるかに配慮し，重大である場合丁寧語を使用する．たとえば，病気や手術などの説明をするといった，聞き手にとって重大な話題である場合に，軽いくだけた表現を用いると聞き手は話し手に対し「他者に対する配慮や思いやりを欠いた人」「無責任な人」などと感じ，信頼しないであろう．

（石毛美代子）

なぜノンバーバル（非言語）・コミュニケーションを学ぶのか

LECTURE 5-1

> **POINT**
>
> 人とのコミュニケーションでは言葉が重要であるが，言葉よりもっと重要な要素はノンバーバル・コミュニケーションである．

1 ノンバーバル（非言語）・コミュニケーションとは

言葉は，人間がコミュニケーションをとるために生まれた特別な道具である．そのため，コミュニケーションにとって最も重要な要素は「**言葉**」である，と認識している人は多いはずである．

しかし，人間以外の動物は言葉を使わない．どんなに重要な情報も言葉以外で交換し合っている．本質的で命にかかわるような重要な情報の伝達は，非言語的手段で伝え合っていると考えてもよい．

ノンバーバル（非言語）・コミュニケーションは，大きく7つに分類できる（**図①**）．私たちは，膨大な非言語の情報を交換し合って生きている．五感すべてで互いを感じ合っているといってもよい．最も重要な情報は，目から入ってくるので，視覚情報がやはり優位に立つ．しかし，鳥が危険信号を仲間に伝えたり，求愛したりするときに「声」を使うように，「種の保存」にかかわる重要な情報は声で交換されることもある．また，医療の世界で触診が重要であるように，接触から得られる情報も見逃せない．

2 医療の世界ではノンバーバル・コミュニケーションが欠かせない

1 で示したように，ノンバーバル・コミュニケーションは多岐にわたっている．加えて，人の生死にかかわる情報や種の保存にかかわる情報など，重要性の高いものほど，ノンバーバル・コミュニケーションで伝え合うものである．

臨床経験の豊富な皮膚科医は，皮膚の色や状態から内臓の変化までも見抜くという．ベテランの医療従事者は，言語に偏らず非言語情報を有効に使って，患者やその家族と接し，結果的に医療効果を高めている．

医療従事者は，言葉を発するときに一語一語を聞き取りやすく発音することを心がけてほしい．なぜなら，医療現場ではマスクを付けていることが多く，口元が見えないと言語情報の伝達力が落ちてしまうからである．

3 言葉にご用心

人間が発する情報のなかで，言葉は「**最も信用できない情報**」である．なぜなら，人には自己防衛本能があり，自分の命を守るために脳の指示どおりに「嘘をつく」という能力を造物主が与えたからである．

たとえば，賄賂を貰った代議士のお詫び会見での発言だ（**図②**）．①「秘書が勝手にやったことです」（言語情報），②力なくボソボソと話す（聴覚情報），③顔に生気がない（視覚情報）——．3つの矛盾する情報のうち，あなたならどれを信じるだろうか．ほとんどの人が①は嘘だと答えるはずで

ノンバーバル・コミュニケーションの重要性

① ノンバーバル・コミュニケーションの種類

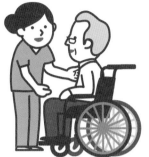

外見：体型，格好，容姿，体毛，肌の色，衣服，アクセサリーなど
動き：姿勢，仕草，立ち居振る舞い，癖など
表情：顔の向き，目の動き，アイ・コンタクトなど
声　：高さ，大きさ，速度，抑揚，間，なまり，沈黙など
空間：相手との距離，居心地，アウェイとホームなど
接触：撫でる，なめる，手をつなぐ，キスする，愛撫するなど
色と匂い：信号，保護色，体臭，口臭，生活臭など

五感すべてで互いを感じ合う

② 言葉にご用心

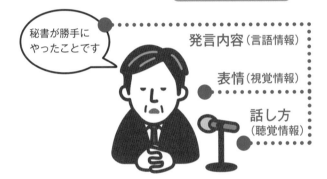

秘書が勝手に
やったことです

発言内容（言語情報）

表情（視覚情報）

話し方
（聴覚情報）

どれを信じる？

ある．

　この例からもわかる通り，医療の現場でも患者の言葉とそれ以外の情報を総合的に判断することが大事なのである．言葉は，必ずしも真実を語らない．だから，ノンバーバル・コミュニケーションを学び，身に着ける必要がある．

④ あなたも患者にノンバーバル・コミュニケーションによって判断されている

　あなたが患者をノンバーバル・コミュニケーションから察しているように，患者もあなたをノンバーバル・コミュニケーションで「こんな人かもしれない」と察している．

　衣服は清潔か？　髪の毛は落ちないように留めているか？　触診のときの触り方は優しさを感じさせるものか？　足音はうるさくないか？　声は柔らかく発声し部屋の大きさに合っているか？相手にわかるような速さで話しているか？　医療器具を丁寧に扱っているか？

　言葉を発する前から，人はお互いを察し合っているのである．

（竹内一郎）

LECTURE 5-2 五感を活用する

POINT

患者から発せられる言葉は重要だが，その背景にある"真意"を汲み取るためにはノンバーバル・コミュニケーションにも注意する必要がある．医療従事者は五感をフル活用する必要がある．

1 五感の効能を知ろう

五感とは，視覚，聴覚，嗅覚，触覚，味覚の5つである．

最も大切な感覚は視覚である．目は脳に最も近い感覚器である．目から入ってきた情報を即座に解析することで，人類は生きながらえてきたのである（たとえば危険察知など）．

視覚は膨大な情報を脳に送っている．おそらく臨床経験の長い医師なら，診察室に入ってきた患者を見るだけで，かなり"診察"できるはずである．端的にいって，背中の丸い人は元気がなくなっている．元気な人は姿勢がよいものである．

医療の世界では，**聴覚**も重視される．レントゲンが発明されるまで，身体の内部を見る方法がなかったために，聴診器は「身体の内部の変化」を知るために重要な器具だった．手術の最中でも，医師は患者から発せられる音の変化に敏感なものである．

嗅覚も診断の助けになる．患者から発せられる匂い，化膿した部分の匂いなどから，患者の症状を読みとるものだ．

患者の"冷え"などは，実際に触ってみなくてはわからない（**触覚**）．皮膚の変化，また，触られたときの患者の反応などが，病気の原因を示唆することもある．

医学の現場では，よほどのことがない限り「**味覚**」は重要ではない．とはいえ，味覚の衰えた高齢者に気付き，食事に気を配る必要はある．

医療の現場では，言語というコミュニケーション手段以外にも，ノンバーバル・コミュニケーションの総力を挙げて，患者と接することが望ましい．

2 優れた人はノンバーバル・コミュニケーションを使っている

フローレンス・ナイチンゲール（Florence Nightingale）は次のように言っている．

「看護婦がせかせか音を立てて立ち働くと，患者はなぜかわからないがおびえてしまう．効きめのあるどんな薬を与えるにしても，制服の布ずれの音，鍵のガチャガチャという音，コルセットや靴のきしむ音があっては，かえって症状を悪化させる」[2]

ナイチンゲールは，ノンバーバル・コミュニケーションという言葉を知らなかったはずだが，五感をフル活用して看護に従事していたことがわかる（**図①**）．

医療従事者がしかめっ面をしていれば，患者は「自分の病気は重いのだろうか」と考えるかもしれない（**図②**）．治療用の器具には冬には冷たくなるものもあるが，それを患者に渡すとき「冷たいですよ，気を付けてくださいね」という一言を添えると，患者のストレスは少なくなる．運動療法をするときも，「はい，もう一度初めからしましょう」と，言葉自体は同じでも，人によって温か

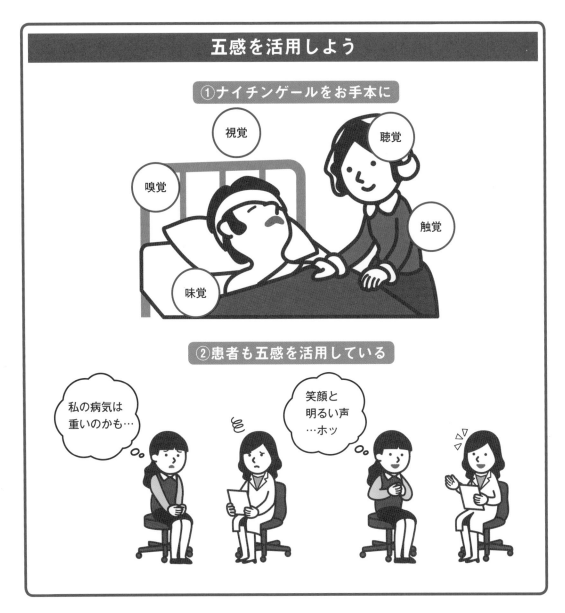

みを感じる言い方をする人とそうでない人がいる．やはり，思いやりは，**"声"**に宿るもので，その言い方に気を付けている人とそうでない人では，患者の回復に差が出ることもある．

3 身体接触に気を配ろう

　医療に従事すると，他の職業ととりわけ異なるのは，身体接触である．ほとんどの人は「他人に触れる」習慣がない．また，学校で仕事の方法を学ぶことはできるが，患者とどのように触れ合えばよいのかというニュアンスは伝わらないものである．

　「苦手意識」のようなものは，相手の手に触れる瞬間に伝わってしまうものである．患者を安心させる身体接触は，いろんな患者に触れて，学習を積んで，身に着けていくものであろう．

　　　　　　　　　　　　　　　　　　　　　　　　　　　　　　　　（竹内一郎）

LECTURE 5-3 感情の表現

POINT

感情表現のメインは表情である．表情には普遍性があり，表情は万国共通である．

1 感情表現とは

「感情を表す顔の表情は万国共通である」と言ったのはチャールズ・ダーウィン (Charles Darwin) である[3]．世界中を回った人にしかわからないことだから，ダーウィン以前にそれを指摘できる人はいなかったともいえる．100年以上も前のことである．

ダーウィンの指摘に啓発され，エクマン (Paul Ekman) とフリーセン (Wallace V. Friesen) は，6つの感情 (驚き，恐れ，嫌悪，怒り，幸せ，悲しみ) を表す表情には，普遍性があるという研究結果を発表した (**図①**)[4]．

以下，表情の特徴を列記する．

驚き：眉と瞼が上がる．目が大きく見開かれ，顎が下がる．

恐れ：眉は引き寄せられ，吊り上がる．目は見開かれる，下瞼は張り，唇は引き締まる．

嫌悪：上唇は上がり，下唇は上がることも下がることもある．鼻にしわが寄る．下瞼は押し上げられ，眉は下がる．

怒り：両眉は下がって引き寄せられ，下瞼はピンと張り，目はカッと見開いて凝視する．唇はきゅっと閉めているか，角張って開いている．この感情は，目，鼻，口の3領域にわたって変化していなくては判断できない．

幸せ：口角は後方上部に引かれる．口は開かれる場合も閉じられる場合もある．鼻から唇の外側にしわが現れる．頬が上がる．下瞼の下にしわができる．下瞼は優しく持ち上げられて，緊張することはない．カラスの足跡とよばれる目じりの小じわができる．

悲しみ：悲しみが極度に達すると，顔面筋の弛緩だけが見られることもある (悲しんでいるようには見えない)．普通は，上瞼の内側が引き上げられ，下瞼も上がっているように見える．口角は下がり，震えているように見える[2]．

エクマンらは普遍性はあると言っているが，同時に前後の状況を抜きにして正確に表情分析をすることは難しいとしている．とはいえ，映画やテレビドラマは，たとえばアメリカで作られたものでも世界中の人に理解できるのだから，喜怒哀楽の表情に普遍性はあると考えてよい．

感情は，人間の本能的な部分である．動物的な部分といってもよい．"人間のなかにある動物的な部分"だから，理性でコントロールできないのである．それを自覚することが大事である．

医療従事者は，とりわけ理性的な行動を求められ，自分の感情を抑えることも必要である．しかし，理性と同等かそれ以上に，人間は動物的本能に支配されている．感情に流されることもある動物だと自覚をもっている人とそうでない人では，日々の行いに違いが出てくると考えるほうがよい．

表情に気を配ろう

①6つの感情を表す表情

| 驚き | 恐れ | 嫌悪 | 怒り | 幸せ | 悲しみ |

②「社交的な笑い」と「本能的な笑い」

| 普通の顔 | 社交的な笑い | 本能的な笑い |

2 ┃ 本能的な笑い，社交的な笑い

　笑いには，大きく分けて，「本能的な笑い」と「社交的な笑い」の2種類がある（図②）．

　自分の欲しいおもちゃを買ってもらった子供は，嬉しそうに微笑む．**本能的な笑い**をしており，目じりに小じわが寄っている．しかし，乗客を迎え入れる飛行機の客室乗務員は，微笑んではいるが，心から笑っているのではないことがわかる（**社交的な笑い**）．目じりに小じわがないからである．目じりの小じわは，不随意筋なので，意識して寄せることはできない．逆にいうと，心から笑っている人と，心では笑っていない人は見分けられるということだ．

　医療従事者にとって，社交的な笑いを持続することは大切な職能である．笑いは，本能的なものであろうと，社交的なものであろうと，コミュニケーションの潤滑油であることに変わりはない．

3 ┃ 信頼関係を築くために

　医療従事者の目標は，患者との信頼関係を築くことにある．

　患者の感情を読みとり，できるだけ的確に反応する．また，自分も感情をもつ人間なのだから，感情を表すことで患者との絆が深まることもある．もちろん，基本的にはいたずらに感情をあらわにするべきでないことは大前提である．

（竹内一郎）

LECTURE 5-4 言葉だけでは足りない（目線・視線・姿勢・動作）

POINT

ノンバーバル・コミュニケーションを総合して相手を判断し，ノンバーバル・コミュニケーションを総動員して相手に伝える．

1 目は心の窓

ノンバーバル・コミュニケーションで最も大切なものは，"**目**"である．

たとえば，テニスの試合ではレシーバーはサーバーの動きを真剣に見ている．これは，レシーバーがコートのどこを狙っているかを推測するためである．真剣に対象を見ている目は，輝きをもっている．目それ自体の大きさによるものではなく，目に宿る強い意志とでもいえるだろう．

二者の間で，相手を見るときは，相手の両目と口を結んだ三角形のなかで，ゆっくりと目を動かすとよい．この三角形を社交ゾーンという（**図①**）．よく「目を見て話しなさい」と教えられるが，相手の黒目をじっと見ていたら話ができない．連続して黒目をじっと見てストレスを感じないのは，１秒以内と言われている．相手と話をするときは，社交ゾーンをゆっくりと見る癖をつける．

目をきょろきょろさせることは避けたい．自信がなく見える．相手も「嫌われているのかな」と思ってしまう．また，相手の額あたりに視線をもっていくのも，「上から目線」に見えるので気をつけたい．

一般的に，女性は相手の話を聞いているとき，相手を見ている時間が長い傾向がある．男性は短い（もちろん，例外はある）．

2 背中を美しく

姿勢がよいほうが，信頼を得やすい．最近はパソコンを使う時間が増えたためか姿勢が悪い人が増えたが，腰痛防止のためにも，姿勢をよくして背筋・腹筋を強化したいものである．

能の大成者・世阿弥の著に『花鏡』という奥義書がある．そこに「目前心後」という舞の心得がある．目で前を見て，後ろに心を置いて，その心から見て美しい背中を作る工夫をしてみよう．「姿勢をよくしよう」と思うより，よほどよい背中（姿勢）ができるものだ（**図②**）．

また，立ち方だが，どっしりと立っている人は格好がよい．立ち方の基本を知っておくとよい．両足に均等に体重を乗せ，足の裏で地球をグッとつかむ気持ちで立つ．「足から地球が離れると，地球が落ちてしまうから，しっかりとつかむぞ」という気持ちでいると，自然と下半身がしっかりとしてくる．

3 所作は丁寧に

医療従事者は人に接触することが多いので，人や物の扱いは丁寧にするのがよい．患者も，優しく扱ってくれる人と，ぞんざいに扱う人では感じ方が違う．所作を美しくするためには，「使い捨てにしたくないもの」を身に着けるとよい．もちろん，収入に合ったレベルでのよいものである．よい服を着ていれば，食べこぼしのないように食事をするため自ずと食べ方の品がよくなる．筆記

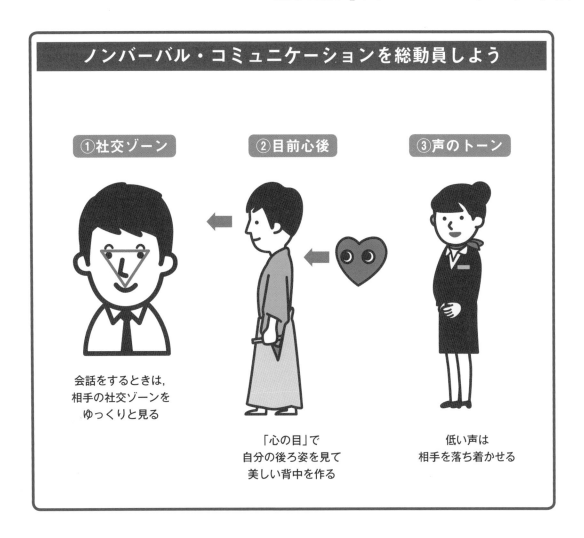

ノンバーバル・コミュニケーションを総動員しよう

①社交ゾーン　　　②目前心後　　　③声のトーン

会話をするときは，
相手の社交ゾーンを
ゆっくりと見る

「心の目」で
自分の後ろ姿を見て
美しい背中を作る

低い声は
相手を落ち着かせる

具もちょっとよいものを使えば，字をきれいに書きたくなるものだ.

　物を動かすときに，なるべく音を立てないようにするのも，所作を美しくする工夫になる. 物を丁寧に扱えば壊すことも減るので，一挙両得だ.

4 声は変えられる

　一般に，**低い声は相手を落ち着かせる**働きをもつ. **高い声は，興奮させる**働きをもつ. 同じ言葉でも，声の高さしだいで伝わり方は異なる.

　アナウンサーや飛行機の客室乗務員は，低い声を出すトレーニングをする (図③). 緊急時に，興奮している視聴者や乗客を落ち着かせる使命があるからだ.

　逆に，お笑い芸人は高い声を出す人が多い. 人を引き付けて，視聴率を稼ぐ使命がある.

　医療従事者は，低い声を出す工夫をするとよい. 人の"緊急時"に接するのだから. そして，興奮している相手を，落ち着かせるのが仕事なのだから.

（竹内一郎）

質 問

> **POINT**
> 対象者の自由意志による思考や感情を表現してもらうには，オープン・クエスチョンが有効である．

　問診で陥りやすい過ちが，情報を引き出したい思いが先行して一方的な質問攻めにすることである．質問の方法には，「オープン・クエスチョン (open-ended question)：開かれた質問」と「クローズド・クエスチョン (closed-question)：閉ざされた質問」とがあり，相手の状況によって使い分けることが肝要である（**表**）．

1 オープン・クエスチョン（開かれた質問）

　<u>オープン・クエスチョン</u>とは，「どうされましたか」，「具合はいかがですか」などの「何」「いつ」「どこ」「だれ」「なぜ」「どうやって・どのように」の5W1Hで質問する方法のことである．この手法を用いることで，対象者の自由意志による思考や感情などを聞き出せる利点がある．また，応答してもらったことによって次の質問がしやすくなり，表出を促して会話を発展させる効果もある．

　一方で，自己表現が苦手な人は答えに窮し，緊張して長い沈黙につながりかねない．このような人に対して，「なぜ・どうして」の質問を連発すると，叱責の印象を与えやすいので注意を要する．たとえば，餅で誤嚥を起こして死にかけた人に対して，「なぜそんなことをしたのですか」，「餅は避けるように言ったのに，どうして食べてしまったのですか」などと問うと，相手は責められていると感じて自己防衛的になり言い訳を探す．あるいは，警戒心が先立って黙るという状況に陥ることが考えられる．相手が応答に窮しているようであれば，それは自身の質問のまずさの鏡写しだと反省し，「どうしても餅が食べたかったのですね．よろしければ，そのときの状況を聞かせてもらえませんか」などと，臨機応変に質問方法を変えるとよい．このような対応で，相手は自分の心情や状況をわかろうと努力しているなと感じ，硬直状態から脱することができる．

2 クローズド・クエスチョン（閉ざされた質問）

　<u>クローズド・クエスチョン</u>とは，「はい」「そうです」「いいえ」などの決まった方法で答えられる質問の方法のことである．質問された人が答えやすく，質問者にとっても明確な返事が聴ける利点がある．この選言質問の形式は，失語症で言語表出が難しい患者（以下，対象者）に対してはきわめて有用である．

　たとえば，「朝ご飯は食べましたか？」と尋ねると，バーバル・コミュニケーション的には「はい・いいえ」，あるいはノンバーバル・コミュニケーション的には「うなずく・首を横に振る」の動作で応答できる．しかし，「朝ご飯に何を食べましたか？」と聞かれると「ええっと，ご，ご，ええっと」と言い淀んでしまうことがある．そこで，「ごはんですか？」「パンですか？」とYes/Noで返事できるようなクローズド・クエスチョンにすると答えやすい．質問に対する答えが必ずしも正解とは限らないが，言語表出に問題を抱える対象者に対しては有用なコミュニケーション手法である．

オープン・クエスチョンと クローズド・クエスチョンの特徴

オープン・クエスチョン（開かれた質問）	クローズド・クエスチョン（閉ざされた質問）
答え方は自由で，想定外の意見や情報を聞き出せる	「はい，いいえ，わかりません」など，答え方が決まっていて，自由な意見が聞けない
思考や感情などの自己表現を促せる	肯定か否定かを明確にできる
会話を発展させやすい	多用すると尋問のような悪印象を与える
自己表現が苦手な人には苦痛である	情報が断片的になりやすい

一方で，クローズド・クエスチョンは多用すると相手を調査面接を受けているような気分にさせ，事務的な印象を与えることもある．これは，対象者のコミュニケーション障害の有無は問わず，対象者が威圧的な雰囲気を感じ取ってしまうためであり，この場合は対象者の本意を引き出すことができず，得られる情報が表面的かつ断片的になりやすくなる．

対象者が失語症や自己表現が苦手でない限り，なるべくオープン・クエスチョンを用いるほうが対象者の自由度は高く情報量も多い．しかし，話題提供の突破口としてクローズド・クエスチョンが有効なこともあるため，コミュニケーションの展開次第で使い分けるのがよい．

3 スケーリング・クエスチョン

対象者に，痛みの程度を聞くときに「どのくらい痛いですか？」と聞くと，返事に困っている様子が見てとれることがある．苦痛の度合いは本人しかわからず，質問する人と質問される人の尺度が同じとは限らない．そのような場面では，「たとえば痛みが5段階あり，1は少し痛む，5は耐えられないほど痛む，とすると，今の状態は何段階目くらいですか？」など，具体的な尺度を提示するとよい．この手法をスケーリング・クエスチョン（scaling question）という．「どのくらい」の質問に対しては，このような段階付け手法が有用で，対象者は答えやすくなる．

4 ドアノブ・クエスチョン

面接あるいは訓練の最後に，「他に何か聞きたいこと，言い足りなかったことなどはありませんか」と補足質問をすることがある．これはドアノブ・クエスチョン（door-knob question）といい，対象者の意思決定を尊重していることを示すのに効果的である．帰り際になって対象者がドアの前で，「そうだ，このことを伝え忘れた」とか，「最後まで迷っていたけど伝えたい」と思う可能性もある．面談の最後で本音を聞くことができることは少なくない．また，このような「うまい聴き方」で訓練を締めることで対象者の満足度も高まることが期待できる．

（城間将江）

LECTURE 6-2 # うなずき・あいづち

PT・OT
国試出題

POINT

相手の状況に合わせた「うなずき・あいづち」は傾聴的な態度を示すことができたり，話を促したりする効果があるが，頻用すると逆効果となるうる.

1 適度なうなずき・あいづちはコミュニケーションの潤滑油となる

広辞苑によると，「あいづち (相鎚) とは，鍛冶が鉄を鍛えるとき，弟子が師と向き合って互いに相手の調子に合わせて鎚を打つこと」と記されている. つまり，同じ目標に向かって絶妙な間を取り合いつつ声を掛け合い，協働して作業を達成する意味と解釈する.

人は誰かと共感するときは自然にうなずいたり，あいづちを打ったりする. 聞き手が無表情・無反応だと話し手の意気を削ぐが，適度なうなずきやタイミングのよいあいづちはコミュニケーションの潤滑油の役割を果たす. コミュニケーションを活発化させるためにもあいづちのレパートリーは広いほうがよい. しかし，「うなずき・あいづち手法」は簡単なようで案外難しい.

2 うなずき・あいづちは，頻用すると不信感を募らせることもある

あいづちのなかでも「そのとおりですね」，「私もそう思います」などの相手に同意する**肯定的なあいづちは誤解を与えにくい**. しかし，「はいはい」，「なるほど」などの**中間的なあいづちは，共感的と捉えられる場合もあるし，逆に，相手を不快にさせる危険性がある**. 同様に，笑いながらあいづちをうった場合，軽い「苦笑い」のつもりが，相手は「小馬鹿にした薄ら笑い」と受け止めるかもしれない. 相手が急に話を止めたり，曇り顔になったりするときは要注意である.

たとえば，対象者から「友達に私の話し方がおかしいと言われて悲しかったです. その人には前にも同じことを言われました」と言われた場合，「はーい・はい・はい」と腕組みしながら返事をしたり，話の途中で「わかります，わかります」と応答したりすると，「この先生はいい加減に返事している」と不愉快な気分になるかもしれない. このような場合は，非言語的なうなずきをしたうえで「悲しかったでしょうね」，「どうしてそんな風に言うのでしょうね？」などと対象者の発言を繰り返したり質問を加えたりすると，対象者は気持ちを察してくれていることに安心して会話を続けることができる. このように，共感的な姿勢を示すつもりで発した言語的なうなずき・あいづちは，適宜に用いると効果的であるものの，頻用すると逆に不信感につながる.

自然発生的にあいづちが打てることが望ましいが，ときには自分の気持ちと態度が分離して，相手に対して共感的な姿勢を保てないこともある. たとえば，ある片麻痺患者から「夫は私が片手で皿洗いや掃除機をかけていても手伝いません. 私に治ってほしいと思ってない. 先生から夫に忠告してくれませんか？」のような発言が延々と続くと，つい，「そんなことはありませんよ. ご主人はいつもリハビリについてきていますし，あなたのことを考えていますよ」などと言いたくなる. しかし，そのような場合は自身の意見や助言，道徳観を押しつけずに，「お家でそういうことがあったのですね. リハビリにいつも一緒に来られるし，薬の管理もきちんとしてくださるので，素敵なご夫婦だなと微笑ましく思っていますよ」などと応答をする. そうすることで，「あなたの話を受

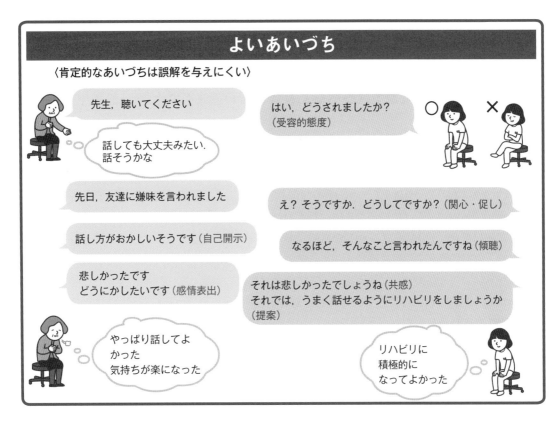

け止めました」という受容的・肯定的な態度を示すことができ，こちらの意見も謙虚に伝えることができる．

3 繰り返し手法

　共感的あいづちと同様の効果をもつ手法に**「繰り返し（反復）」**がある．これは相手が話した内容の一部分を同じように繰り返すやり方で，話し手の共感を得やすい．たとえば，対象者が「頭がズキズキ痛んで数日間全く眠っていない」と訴えた場合，「ズキズキ痛むのですね．頭痛だけでも辛いのに眠れないとさらに辛いですね」など，完全にオウム返しをするのではなく少し言い換える．同じような表現を使うことで，対象者は自身の状況を理解してもらっている安心感を得ることができ，話を継続しやすくなる．

　過去に筆者の友人が，「意見が折り合わない人と対話するときは，返事をする前に一回静かに立ち止まって深呼吸するとよい」と教えてくれた．「正しい」という文字は「一」と「止まる」で構成されるからという理屈らしい．学問的には，「正」の字源は城にまっすぐに進軍する様を指すようで，友人の解釈とは逆の意味である．しかし，コミュニケーションにおける，「ちょっとした沈黙や間合い」は互いにとって貴重だというエピソードとして，筆者の記憶に残っている．

　うなずき・あいづちや「繰り返し」手法をほどよいタイミングで用いるとよい．また，「その後，どのように解決されましたか」などのオープン・クエスチョンを加えると一層，会話を促す効果が高まると考えられる．

（城間将江）

LECTURE 6-3　明確化

PT
国試出題

> **POINT**
> タイミングよく的確かつ共感的なことばで言い換えることで，思考や感情が明確になる．

1　タイミングよく的確に言い換えてあげることで対象者は安堵する

　共感的傾聴における「明確化」とは，相手が自己表現できずに言葉に詰まっているときや，話がまとまらずに焦点が絞れずにいるときに，相手が伝えたいことの意味内容・問題および感情などについて適切なことばで言い換え，相互の共通認識を整理することをいう．

　身体的・精神的苦痛の程度は視覚化しにくいので，他人に理解してもらえるような的確な言語表現が見つからないことがある．対象者のペースに合わせながら傾聴しつつ，言い淀んでいるときはタイミングよく的確なことばで言い換えると，対象者は，「そうそう，それを言いたかった」と安堵する．また，こちらとしても認識が共通しているか確認ができるし，相互の理解にズレが生じている時は修正の機会となるので，相手が言い淀んでいるときは明確化スキルを用いるとよい．

2　沈黙を認める

　1のように，言い換えて明確化することによって安堵感につながるどころか，逆に話を中断することになる場合もあるので注意する．対象者が思考のために沈黙しているときに聴き手が言い換えると，対象者が言いたいことを先回りして代弁し会話を遮ることになる．対象者が思考中なのか，あるいは明らかに表現に困って思考が廻らず沈黙しているのかの見極めが必要である．

　コミュニケーション障害を伴う対象者にとっては，思考や言語表出に時間がかかることもあり，途中で代弁されると話す意欲が失せてしまう．また，対象者が無気力・うつ状態のときは沈黙が続くことがある．その場合は，<u>傾聴して対象者の情緒反応を観察しながら静かに待っている</u>と，対象者がポツリと本音を漏らすことがある．沈黙の時間を大事にして待つことも重要な場合がある．

　リハ専門職に限らず，指導的立場にある職業人は，「相手の状況を何とかしてあげたい」という気持ちが先立ち，相手の思考や感情を先回りして代弁する傾向がある．沈黙が怖いのである．しかしながら，沈黙を上手に利用すると，相手に会話を続けるように促すこともできる．

3　言い換え表現には共感的なことばを使う

　対象者がまとまらない話し方をしたり，迂回表現をしたりして核心にたどり着けないのは，表現力の問題だけではなく，「問題を指摘されたくない」という心理的な防衛反応の表れということも考えられる．「ずばり」と核心をついた表現は，表現力に問題があって言い淀んでいる対象者の場合は，共感的に受け止められる．しかし，防衛反応が現れている場合は自分の内面をさらけ出されたような嫌な気分になり，一層不安になるだろう．対象者の不安を掻き立てないように明確化するには，注意して**共感的なことばを用いる**のが鍵となる．

　たとえば，脳腫瘍手術後にリハをしている対象者が，医師から再手術が必要だと言われた後に，

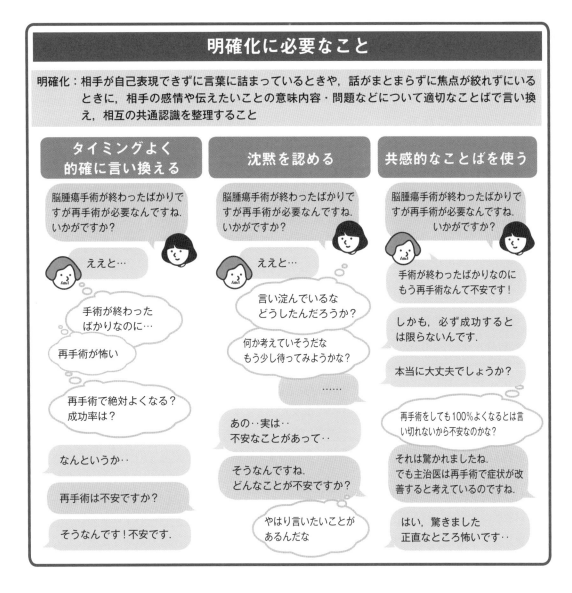

リハ専門職に手術に対する不安や医師に対する不満，再手術の成功確率の低さなどを繰り返し述べている場面を想定しよう．対象者に対して，「手術で症状が改善するかわかりませんが，医師に言われたのであれば我慢するしかないですよね」とアドバイスすると，ますます不安が増長されると推測される．しかし，「それは驚かれたでしょうね．再手術で症状が改善すると医師は考えているのですね」と言い換えると，恐怖心を理解してくれていることに安堵し，前向きな気持になれるだろう．

　明確化するときの表現の仕方は，対象者の精神状態も鑑みる必要がある．「大丈夫ですよ」と言われて安心する対象者もいれば，真実を隠しているのではないかと疑心暗鬼に思う対象者もいる．**対象者の感情に寄り添った態度で表現できるかどうかで，同じことばでも安心感につながったり感情を害したりする．**

（城間将江）

要　約

POINT
相手の話を上手に要約することができると，相互確認ができてコミュニケーションが円滑になる．

1 話を要約すると相互確認ができる

　対象者の話は聞き流さず，話の要点を聴き手がまとめ，対象者が本当に伝えたいことは何か，聴き手の理解と乖離がないかを確認して正しく情報を共有することが「要約」スキルである．明確化（LECTURE6-3）に似ているが，要約は単に話のポイントを整理するに留まらず，相互確認が主目的である．特に発言が長い場合や話題が拡散する場合は，折々で要約すると，内容や矛盾点などが整理されて共通認識について確認でき，必要に応じて修正も可能となる．

2 要約のポイントと手順

　対象者がリハ専門職に何かを相談するに至るまでには個々にストーリーがあるだろう．自身の考えや訴えを要領よく話せる対象者もいるが，要点を得ずに長話をする人などさまざまである．そのような場合は，うなずき・あいづちだけでは共通認識は得られないので「要約」が必要となる．日頃から，以下の点に留意しながら相手の話を聴くと上手に要約できると考える．

　①相手は自分に何を伝えたいのか，一番言いたいことは何かを整理しながら聴く．②話のなかによく出現する語をマークする．③簡潔に短くまとめる．④論点と関係のない内容については触れない．

　また，要約する際の手順は下記の通りである．

　①対象者が聴き手に何を期待しているかを察し，感情を確認する．②具体的な提案をして，今後が見通せるようなプランを一緒に決める．③簡潔に要約し，それが対象者の意図と合致しているか確認する．④合致していない時は修正する．

　たとえば，LECTURE6-3の再手術の会話場面の延長で，「手術したいけどペットがいるから入院できない．娘は手術の成功率が低いので反対すると思う」などと話が脱線しかけている場合を想定して要約してみよう．

　「手術は必要だと思うけど不安もあるということですね」，「手術の成功率が気になるようであれば，私も一緒に調べましょうか」などと要約し提案するのがよいだろう．要約することで，考えを整理することを促し，脱線を防げる．また，提案することで方向性が確認できる．

　対象者の本意であれば，「ああ，そうです．わかりました」という返事とか安心した表情が期待できるだろう．逆に，認識のズレがあるようなら，「はあ？ええ，まあ…」などの曖昧な返事で表情が曇ると考えられる．その場合は納得していないと判断し，「単に手術が怖いだけだと考えていましたが，間違っていたらごめんなさい」と謙虚な態度で臨む．聞きっぱなしよりも時々内容を要約して確認するほうが，対象者は「自分の言いたいことを理解してもらえている」と安心する（図）．

要約のポイントと手順

要約のポイント

再手術が大切なのはわかりましたが，ペットがいるから入院はできません．今は娘に面倒をみてもらっていますがこれ以上は難しいと言われました．

それに再手術の成功率は低いから娘は反対すると思います．

そういえば娘が‥

再手術の成功率とペットについて不安があるのか‥（相手が一番言いたいことを整理しながら聴く）娘さんと一度面談が必要かな？（話のなかによく出現する語をマークする）

要約の手順

手術は必要だと思うけど不安があるのですね（対象者が何を期待しているかを察する）

はい‥

手術の成功率について気になるようであれば，私も一緒に調べましょうか（簡潔に要約し，意図と合致しているか確認する）．

はい？ええ，まあ‥

手術が怖いのかと思っていましたが，違っていたならごめんなさい．では，今度娘さんがいらしたときに少しお話するのはいかがですか？（合致していないときは修正する）

はい！ぜひ！

---

③ コミュニケーションは聴くことに始まり，聴くことに終わる

　リハ専門職に求められるコミュニケーション力についてはCHAPTER3で述べた通りで，特に傾聴力 (LECTURE3-2) はすべてのコミュニケーションの基本である．対象者の話を傾聴せずに信頼関係を築くことはできず，情報を引き出すどころか，リハにも協力してもらえないかもしれない．これは，相手が対象者・家族に限らず，同僚・他職種と連携を図るうえでも同様である．

　「聴き (聞き) 上手は話し上手」とよくいわれるが，**よきコミュニケーションは「聴く」ことに始まり，「聴く」ことで終わる**といっても過言ではない．医療従事者が陥りやすい誤りは，自分主導型・指導型の聴き方である．忙しくて時間がないことを理由に，自分の知りたいことだけに絞る，相手の話を中断して結論を急がせる，途中で型にはまった助言や意見を言う，自分の体験談を話すといったことをしてしまいがちだが，これらは傾聴とはいえない．

　真摯に傾聴する手法・スキルは専門的な知識や技能と同じように臨床能力の一つであり，学習可能である．コミュニケーションスキルについて体系的に学習する機会は実習前のオリエンテーションやOSCE (objective structured clinical examination：客観的臨床能力試験) 以外はないかもしれない．しかし，普段から自分主導型の聴き方をしていないか，相手の話の腰を折っていないか，指導型になっていないかを自己点検することで，コミュニケーションスキルが上達していく．また，具体的な手法である，「質問」，「うなずき・あいづち」，「明確化」，「要約」などの観点から振り返り，修正・実践することで，リハ専門職としての「聴き方」の学習ができると考える．

（城間将江）

**LECTURE
7-1** 対象者の特性理解

> **POINT**
> 興味関心をもって相手を観察し，相手が価値を置いていることやコミュニケーションの特徴を理解することが大切である．

1 人は自分とは違う

　人から何かを頼まれるとき，どのように頼まれるとやる気が出るだろうか．逆にどのように頼まれるとやる気がなくなるだろう．

> あなたにとってやる気の出る頼まれ方と，やる気がなくなる頼まれ方を，それぞれ3つずつ書いてみてください．
>
> やる気の出る頼まれ方　　　　　　　やる気がなくなる頼まれ方
> ・＿＿＿＿＿＿＿＿＿＿　　　　　　・＿＿＿＿＿＿＿＿＿＿
> ・＿＿＿＿＿＿＿＿＿＿　　　　　　・＿＿＿＿＿＿＿＿＿＿
> ・＿＿＿＿＿＿＿＿＿＿　　　　　　・＿＿＿＿＿＿＿＿＿＿

　何に価値を置くかは人によって違う．正確さを重視する人であれば，人にものを頼むときも，依頼の背景，目的，内容を順序立ててきちんと伝えようとするだろう．ここで，もし，依頼される側がスピードを重視する人だったらどうだろうか．早く要点を言ってほしいとイライラするかもしれない．あるいは，人との合意や相手の感情を大切にする人がものを頼むときは，依頼事項の正確な伝達よりも，相手が同意しやすい表現であるかに気を配り，「忙しいところ申し訳ないけれど」といった前置きが述べられるかもしれない．正確さを重視する人やスピードを重視する人にとって，その伝え方はマッチしない場合がある．

　このようにコミュニケーションのスタイルは人によって違うことを認識することが大切である．

2 コミュニケーションスタイルのタイプ分け

　コミュニケーションスタイルについて，タイプ分け (図)[1] が知られている．もともと企業のマネジメントにおける人材育成に用いるツールとして開発されたものだが，医療現場でも役に立つと思われる．<u>コントローラー</u>は，自己主張が強く，感情表出が低いタイプ．大切にしているのはスピードと判断である．<u>プロモーター</u>は，自己主張が強く，感情表出が高いタイプ．人に影響を与えることを大切にしている．<u>アナライザー</u>は，自己主張が弱く感情表出が低いタイプ．正確さを大切にしている．<u>サポーター</u>は，自己主張が弱く感情表出が高いタイプ．大切にしているのは合意である．

　相手のタイプを想像できると，意図的なコミュニケーションの取り方の選択や，相手のとるコミュニケーションの意図の推測が可能になる．また，自分のタイプを認識すれば，自分の言葉が相手にどのように届いているのかを想像できたり，相手の言葉を受け止める心構えができたりする．

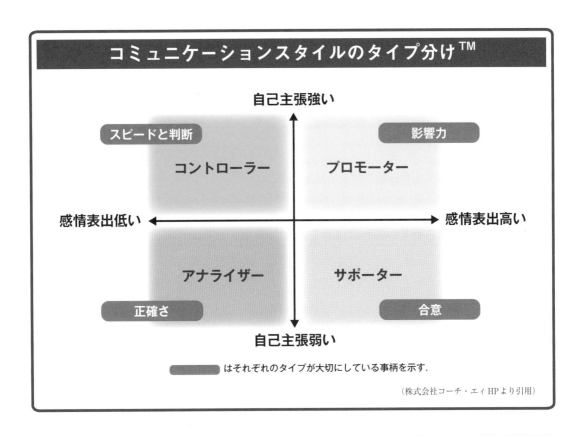

コミュニケーションスタイルのタイプ分け™

自己主張強い

スピードと判断　コントローラー　プロモーター　影響力

感情表出低い　←→　感情表出高い

アナライザー　サポーター

正確さ　合意

自己主張弱い

　はそれぞれのタイプが大切にしている事柄を示す.

(株式会社コーチ・エィ HP より引用)

　あなたのコミュニケーションスタイルのタイプはどれでしょう？　あてはまるタイプに丸を
つけてみてください.（複数可）
コントローラー，プロモーター，アナライザー，サポーター

　あなたのコミュニケーションスタイルにはどのような特徴がありますか？
・＿＿＿＿＿＿＿＿＿＿＿＿＿＿＿＿＿＿＿＿＿＿＿＿＿＿＿＿＿＿＿＿＿
・＿＿＿＿＿＿＿＿＿＿＿＿＿＿＿＿＿＿＿＿＿＿＿＿＿＿＿＿＿＿＿＿＿
・＿＿＿＿＿＿＿＿＿＿＿＿＿＿＿＿＿＿＿＿＿＿＿＿＿＿＿＿＿＿＿＿＿

　あなたの周りの人を1人思い浮かべて，その人のタイプを想像しくください.
　これからその人とコミュニケーションをとるときに何に気をつけますか？
・＿＿＿＿＿＿＿＿＿＿＿＿＿＿＿＿＿＿＿＿＿＿＿＿＿＿＿＿＿＿＿＿＿
・＿＿＿＿＿＿＿＿＿＿＿＿＿＿＿＿＿＿＿＿＿＿＿＿＿＿＿＿＿＿＿＿＿
・＿＿＿＿＿＿＿＿＿＿＿＿＿＿＿＿＿＿＿＿＿＿＿＿＿＿＿＿＿＿＿＿＿

(出江紳一)

**LECTURE
7-2**

患者（利用者）への伝え方

POINT

こちらの話を相手に伝えたいときは，まずこちらが興味・関心をもって相手の話を聞く．聞く態度や環境は相手の話しやすさに影響する．

「上の空で聞く」というが，鼓膜を震わせた音声が聞かれているとは限らない．人に話を聞いてもらいたいときは，まず**相手の話を聞く**必要がある．話を聞いてもらえると，安心感が醸成され，聞いてくれた人の話は聞こうと思う．それでは，どのように聞けば話してもらえるだろうか．

1 何がその人を黙らせているかに注意を払う

聞く側の態度（視線，距離，声）は話す側からどのようにみえているだろうか．話す時間を十分に与えているだろうか．相手が話してくれないときは，聞き手に原因があるかもしれない．

2 傾聴と承認

相手が話してくれたら，丁寧に聞き分けて承認する．「そうだったのですね」，「そのように考えているのですね」と受け止めることが大切である．これは，出来不出来や善悪の判断を伝えることとは異なる．**傾聴と承認**により安心感が醸成される．

3 関心をもって聞く

話の内容だけでなく，相手に**関心をもって聞く**ことが大切である．極端な場合，話のテーマが聞き手の嫌いなものであったとしても，相手にとってそれがどのような意味をもっているかに意識を向けることはできる．LECTURE 7-1の「コミュニケーションスタイルのタイプ分け」のうち相手のタイプは何だろうか，と想像しながら聞いてもよい．

4 質問する

リハビリテーション医療では，患者に疾病や障害への対処方法を教えることと患者からやる気や行動を引き出すことの両方が大切である．やる気や行動を引き出すためには，上記の傾聴と承認に加えて**質問**をできるとよい．質問の目的は，問われたことに対して相手が考え，話すことで新しい視点を獲得することである．その点で，病気を診断するための問診とは異なる．それでは，実際に患者（利用者）に何を問えばよいのだろうか．

5 患者（利用者）の"病いの物語り"を聞く

クラインマン（Arthur Kleinman）によれば，患者（利用者）は病気や障害を個人的に経験しているだけでなく，文化や属する集団の影響を受けて，その意味を解釈している[2]．どのような解釈（物語り）なのかをまず聞くことが大切である．障害の原因は何か，なぜそのとき発症したか，身体への影響はどのようなものか，経過と予後はどのようなものか，改善と悪化の要因は何か，コントロールする方法は何か，生活への影響はどのようなものか，何を恐れるのか，どのような治療を

患者（利用者）の物語り

病いと治療に対する説明

- ・個人的経験に基づく意味
- ・文化や集団に由来する意味

物語る

1) 障害の原因は何か
2) なぜそのとき発症したか
3) 身体への影響
4) 経過（予後）
5) 改善と悪化の要因
6) コントロールする方法
7) 生活への影響
8) 何を恐れるのか
9) どのような治療を受けたいか
10) 治療のどの副作用を恐れるのか

物語ること自体が
病いの経験となる

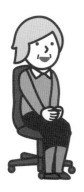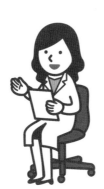

（文献2を参考にして筆者が作成）

受けたいか，治療のどの副作用を恐れるのか．これら病いと治療に対する患者（利用者）自身の説明に耳を傾ける．

そして物語ること自体が新しい病いの経験となって患者（利用者）に戻る（**図**）．このとき，「治療者の役割は，秘密を探し回ることではなく，慢性の病いをもつ患者やその周囲の人を支えて，彼らの人生やケアにおいて影響を及ぼしている個人的意味を彼らが引き受けるようにすることである」[2]．

治療者が患者（利用者）に疾病や障害への対処方法を教えるのは，この後でも遅くはない．

（出江紳一）

LECTURE 7-3 家族への伝え方

POINT

情報を共有し，話に耳を傾け，不安を受け止め，時には家族に要望する．この対話により家族が主体的に患者（利用者）を支えられるよう支援する．

1 家族に要望する（図①②）

　患者（利用者）と同様にその家族に対しても，まずは**傾聴・承認・質問**による対話により，**不安を受け止め，安心感を醸成し関係を築く**ことが第一である．その土台の上に，患者（利用者）家族には，リハビリテーション医療の早期から必要な役割を担うことを要望することがある．その役割には，患者（利用者）の療養環境を調整すること，日常生活活動の維持・拡大を支援すること，摂食嚥下障害がある患者（利用者）に対して嚥下調整食を用意したり食事を介助したりすることなどが含まれる．これらの役割を担うためには，家族は病態を理解し，患者（利用者）を支える技術を習得するだけでなく，医療・福祉制度の仕組みや利用方法を知って手続きを行う必要がある．したがって，家族教育は治療における必須の構成要素といえる．

2 家族に伝える（図③）

　コミュニケーションは，何を伝えたかではなく，**「何が伝わったか」がすべてである**．上記の役割を担ってもらえるように家族を教育する際，このことを念頭におく．そして，伝わらないことを相手のせいにしていないか，とみずからに問うことが大切である．平易な言葉で相手が知りたいことを伝える，伝達というよりも対話を意識する，途中，「ここまでで気になることはないか」「わかりにくい言葉はないか」などと尋ね，質問しやすい雰囲気を作るなど伝える側ができることはたくさんある．家族のコミュニケーションスタイル（タイプ分け）を意識してもよいだろう．細部の正確さが求められているか（アナライザー），結論を早く知りたいのか（コントローラー），親身に相談にのってもらいたいのか（サポーター），などを推察する．相手のタイプを推察するには，「この説明でわかりやすいか」と繰り返し尋ね，反応を観察するとよい．「わかった」と言われても，表情や声の調子が言葉と一致しない場合には，説明の方法を変えてみる．ワンパターンではない説明の引き出しをたくさんもつことを普段から心がける．

3 家族をコーチする（図④）

　わかっていることと実行していることとの間には深い溝がある．家族に役割を担ってもらうためには，知識や技術を教える（ティーチング）だけではなく，家族がみずから主体的に知識や技術を学んだり，学んだことを実践したりするようコーチすることが必要になる場合がある．医療従事者は患者（利用者）の生活のすべてを知っているわけではない．また，患者（利用者）の状態は変化しうる．個々の生活や事情に合わせた療養環境を整え，状況の変化にも対応するためには，教わった知識を状況に合わせて医療従事者とコミュニケーションをとりながら修正したり，新しい状況に対応できる技術を習得しようとしたりする主体性が家族には求められる．相手の主体性を促進する対

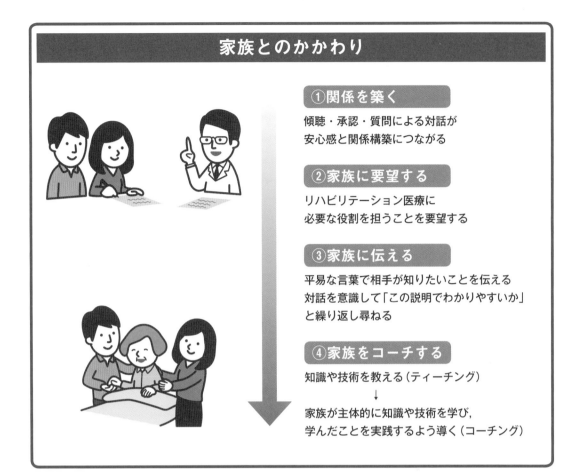

家族とのかかわり

①関係を築く

傾聴・承認・質問による対話が
安心感と関係構築につながる

②家族に要望する

リハビリテーション医療に
必要な役割を担うことを要望する

③家族に伝える

平易な言葉で相手が知りたいことを伝える
対話を意識して「この説明でわかりやすいか」
と繰り返し尋ねる

④家族をコーチする

知識や技術を教える（ティーチング）
↓
家族が主体的に知識や技術を学び，
学んだことを実践するよう導く（コーチング）

話的なコミュニケーションは**コーチング**とよばれ，さまざまな医療場面において，患者(利用者)やその家族との対話，および多職種協働におけるマネジメントに活用されている[3, 4].

4 ┃ アカウンタビリティ

　主体性と関連する言葉としてアカウンタビリティ(accountability)がある．「説明責任」と訳されるこの用語は，1994年に米国で出版されベストセラーとなった『The OZ Principle』[5]が次の定義を提唱して以来，主体性を扱う文脈でも用いられている．それによると，**アカウンタビリティ**とは，「現状を打破し，求める成果を達成するまで，自分が問題の当事者であると考え，自分の意志で主体的に行動しようとする意識．すなわち，自分の意志で現実を見つめ，問題に当事者として取り組み，解決策を見いだし，その解決策を実行しようとする意識」である．アカウンタブルでない意識は「被害者意識」である．そして，コーチングは，被害者意識からアカウンタブルな意識に移行することを助ける．

　ここまで家族の主体性の文脈で述べてきたが，翻って説明内容が伝わらないことや役割を果たしてくれないことを相手のせいにするのは医療従事者の「被害者意識」である．それに気づけばアカウンタブルな意識を選択し，家族とのかかわりを進めることができるだろう(**図**).

（出江紳一）

LECTURE 7-4 多（他）職種への伝え方

POINT
普段の言動・行動あるいは会議などの場面を通して，自分の仕事の目標達成に必要な人たちとの信頼関係を築くことは自分の責任である．

1 ステークホルダー

多職種協働は，PT，OT，STという抽象的な職種によってではなく，それぞれに地域，家庭，職場での課題をもつリアルな人々によって営まれる．あなたが何らかのリハビリテーションチームに属しているならば，あなたには，その人達と信頼関係を築き，望ましい影響を及ぼし，チームを活性化して目標を達成することに責任がある．

多職種協働により患者アウトカムを向上させるうえで欠かせない人を5人挙げてください．

_____ _____ _____ _____ _____

ステークホルダー（stakeholder）は利害関係者を意味する経営理論の用語である．その支援がなければ事業が存続できないような存在を指す．上に挙げた5人は，あなたのステークホルダーである．あなたは，この5人のことをどのくらい知っているだろうか．大切にしている価値は何か，何を目標にしているのか，地域や家庭で抱えている課題は何か．チームにおいては，構成員が成長実感をもって動機づけられている状態を形成し，維持し，高めることがパフォーマンスの向上と関係する．傾聴，承認による対話を通して信頼関係を築き，質問によって目標達成に必要な行動を明確にすることを通して，あなたはステークホルダーの成長と目標達成を支援することができる．

ステークホルダーと対話する時間を定期的にとり，次のことを質問してください．
・この間おっしゃっていたことはどうなりましたか？
・うまくいった（うまくいかなかった）要因は何ですか？
・次の1週間で何をしますか？

2 会 議

多職種協働に役に立つ会議とはどのようなものかを考えよう．以下は一例である（図①）．事前に議題が周知されており，開始と終了の時間が決まっていて，それまでに何を決めるかについて合意がある．司会と書記がいるが，司会はその組織の長でなくてもよい．参加者全員が発言し，他者の話には耳を傾ける．1人が2分以上話し続けない．提案に異論があるときは，否定するのではなく別の案を出す．議論は，どちらが正しいかではなく，チームの目標にとって何が最善かに焦点を当てる．

3 提案・要望

他職種とのコミュニケーションでは，上司から部下へ下されるような指示や命令は行われにく

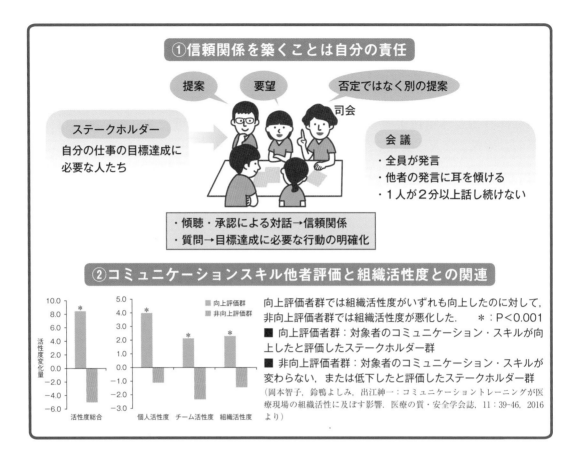

①信頼関係を築くことは自分の責任

提案　要望　否定ではなく別の提案

司会

ステークホルダー
自分の仕事の目標達成に
必要な人たち

会議
・全員が発言
・他者の発言に耳を傾ける
・1人が2分以上話し続けない

・傾聴・承認による対話→信頼関係
・質問→目標達成に必要な行動の明確化

②コミュニケーションスキル他者評価と組織活性度との関連

■ 向上評価群
■ 非向上評価群

向上評価者群では組織活性度がいずれも向上したのに対して，非向上評価者群では組織活性度が悪化した．　＊：P＜0.001
■ 向上評価者群：対象者のコミュニケーション・スキルが向上したと評価したステークホルダー群
■ 非向上評価者群：対象者のコミュニケーション・スキルが変わらない，または低下したと評価したステークホルダー群
（岡本智子，鈴鴨よしみ，出江紳一：コミュニケーショントレーニングが医療現場の組織活性に及ぼす影響．医療の質・安全学会誌，11：39-46，2016より）

い．かといって，単なる情報伝達だけでは共通の目標を達成することは困難であろう．

　過去の研究[6]によれば，医療チームをマネジメントする立場にいる人（リーダー）がとるコミュニケーションは組織の活性度に影響し，組織の活性度は医療安全に影響することが報告されている（図②）．この研究では，約7か月間にわたって研修などでコーチングを学んだ医療チームのリーダーのコミュニケーションスキルと所属する組織の活性度，および患者安全文化の関係が検討された．その結果，コミュニケーションスキルが向上したとステークホルダーから評価されたリーダーの組織の活性度は，向上しなかったリーダーの組織よりも高かった．また組織活性度が向上した組織は，医療安全が高まったと評価された．それでは，どのようなコミュニケーションスキルが医療安全の向上に寄与したのであろうか．同様の研修を行った研究[7]によれば，コミュニケーションスキルのなかでも「**提案・要望**」が患者安全文化の向上に寄与したとも報告されている．しかし，そのスキルだけでは不十分であり，傾聴，承認，質問による対話が成立し，信頼関係が築かれていることが前提として大切であると考えられる．

　提案・要望は，相手から拒否される可能性があり，拒否されてもそれを受け取って対話を継続する必要がある．提案・要望の内容が拒否されたとしても，あなた自身が否定されたのではない．相手の成長のため，あるいはチームの活性化と目標達成のための提案・要望であれば，拒否に対しても感謝の言葉を伝えたい．

（出江紳一）

LECTURE 8-1

面接の目的と範囲

POINT

医療・介護領域の面接はさまざまな目的で行われ，面接者と対象者の信頼関係に伴う相互作用によって有意味な情報収集や評価が可能となる．面接は効果的な治療/介入・支援にとって不可欠な過程である．

1 面接とは

　面接 (interview) とは，2人以上の対話のなかで**情報収集**ならびに**評価**を行うものである．面接は，社会一般で広く行われているもので，大学入試や企業入社の面接では，志望者の能力や適性を評価するために行われる．記者やキャスターが行うインタビューでは，読者や視聴者が望む情報や思いを引き出すことが求められる．皆さんも，中高校生のときに担任の教師や進路指導担当者と進路について面接をした経験があるだろう．この場合は，学習状況の自己認識や進路の希望といった情報収集と評価がなされる．

2 面接を効果的に行うために重要な要素

　面接では，**目的を明確にする**ことが何よりも重要であり，**目的に見合う方法** (場の設定，時間，参加者，対話の内容，進め方) を選択する必要がある．この際，面接の目的を対象者と十分に共有しておくことが大切である．面接者にとっては自明であっても，対象者にとっては今回の面接が「質問に正確に答えること」が大切であるのか，「自由に話をしてよいか」で，対応が異なるだろう．面接の共通理解が図られていないと，相互に中途半端な印象や不信感を残すことにもなりかねない．

　2人以上の対話では相互作用が生じ，言語的・非言語的なコミュニケーションを通じてさまざまな情報や感情が交錯する．その前提として，**信頼関係**がきわめて重要となる．基本的な信頼関係が醸成されていない段階で，機微に触れる質問をしても本音を引き出すことは難しく，場合によっては真意とは異なる回答や誤解を招く要因ともなる．

　特に，医療・介護領域で行う面接では対象者のその後の人生に大きな影響を与える意思決定にかかわることがあり，常に面接の目的に信頼関係の確立と深化を意識すべきである．

3 医療・介護領域で行う面接の目的と範囲

　面接の目的である情報収集と評価に含まれる具体的な要素は多岐にわたる．

　情報収集には，主訴・希望，症状・機能不全，生活歴・環境，既往症，生産・余暇活動，主観的な希望・価値などが含まれる．**評価**には，対象者の認知・理解の能力，情緒機能，意思決定の形成・表出能力，疾病・障害に対する解釈モデルなどが含まれる．

　また，医療・介護からみた面接では，**初期・導入面接**，対象者の状態 (診断・評価) の説明と治療・支援方針の説明と同意，対象者・家族の**意思決定支援**，個別の治療・介入の説明と同意，経過の説明ならびに支援方法の継続・変更など，病期と状態に応じて継続的に行われる．

　面接は，目的に応じて単職種もしくは多職種で行われる (**図**)．

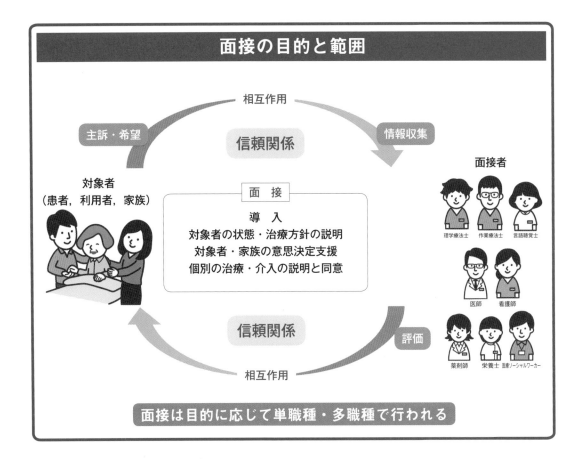

面接の目的と範囲

相互作用

主訴・希望　　　　信頼関係　　　　情報収集

面接者

対象者
（患者，利用者，家族）

理学療法士　作業療法士　言語聴覚士

医師　看護師

面　接
導　入
対象者の状態・治療方針の説明
対象者・家族の意思決定支援
個別の治療・介入の説明と同意

薬剤師　栄養士　医療ソーシャルワーカー

信頼関係　　　　評価

相互作用

面接は目的に応じて単職種・多職種で行われる

コラム

　面接に関連して，次の用語の意味を理解しておくことも大切です．

説明と同意

　インフォームド・コンセント (informed consent) とカナ表記されることもあります．

　この意味は，文字通り，医療者が対象者に説明をして同意を得ることですが，その要素には対象者にわかりやすい説明を医療者が行い，対象者がそれを理解したうえで納得して同意する過程が含まれています．

ムンテラ

　ときに説明と同意に近い概念と勘違いされて使用されることがありますが，ドイツ語のMundtherpieの日本語的な表記であることがわかれば，口 (mund) による治療的支援 (therapie) であることが理解できるでしょう．

　対象者の希望や理解を踏まえて，すっと腑に落ちるような提案をすることは医療者の重要なスキルでもあります．面接ではそれが終了した際に，対象者の気 (分) が晴れたり，意欲が湧いてきたりすることが何よりも重要なことです．

（内山　靖）

LECTURE 8-2 医療面接の基本要素

OT
国試出題

POINT

面接者は，目的に応じた面接の場，時間，進め方などを対象者の状態や特性に合わせて適切に選択して実行する．対象者に寄り添う姿勢に基づく傾聴と共感，会話を促し必要な思いや情報を引き出すスキル，観察による気づきと解釈に加えて，問題を解決する能力が必要である．

1 適切な場の設定 (図①)

対話のなかでの情報収集と評価は，正式な面接以外の通常のコミュニケーションにおいてもなされるもので，面接という特定の場を設定することによる効果と影響を認識しておく必要がある．

かしこまった正式な場だからこそ本音や正確な事実を聞けることがある一方で，日常のさりげない会話のなかにこそ真に有用な情報が得られる場合もある．そのため，面接は正式（フォーマル）な場と非公式（インフォーマル）な場を，目的や状況に応じてうまく使い分けることが肝要である．

また，部屋の広さ，色調，レイアウトなどの物理的環境の選択も重要な要素となる．

2 対象者の範囲と理解 (図②)

医療面接での対象者は，ライフステージ (小児，青年，成人，高齢者)，疾病の特性 (回復性，進行性，再発・再燃性)，意思疎通の程度 (認知・情緒機能の低下，精神疾患を有する者，失語・構音障害，聴覚低下，病識の低下)，活動水準 (日常生活が困難な者，虚弱，スポーツ競技・愛好者，余暇・生産活動) など多岐にわたる．

また，元来の性格と疾病による症状や反応が混在することがある．たとえば，こだわり，多弁傾向，不安の表出程度などは，心因反応や軽度の症状なのか性格によるものかの判断に迷うこともある．これらは，面接を進めるうえで考慮する必要がある．

3 時間と配分 (図③)

面接の時間と配分は目的，対象者の状態，参加者の数などで変わりうる．

単職種の情報収集が主体の場合には分量に応じた時間設定がしやすいが，多職種による対象者との意思決定を目的とする場合には，進行時間を詳細に決めること自体が適切な環境とならないことがある．

ともすると，医療者の都合で詳細が決定されるが，あくまで対象者の状態に応じた設定が大切で，集中力や理解の程度，体力とともに話題による心身の疲労の程度を考慮し，状況によっては短時間での面接を繰り返すことになる．

4 面接者に求められる基本的なスキル (図④)

面接者は，座る位置や服装，身だしなみなどに配慮する必要がある．

対象者の気持ちに寄り添おうとする姿勢，コミュニケーションにおける傾聴と共感の態度，会話

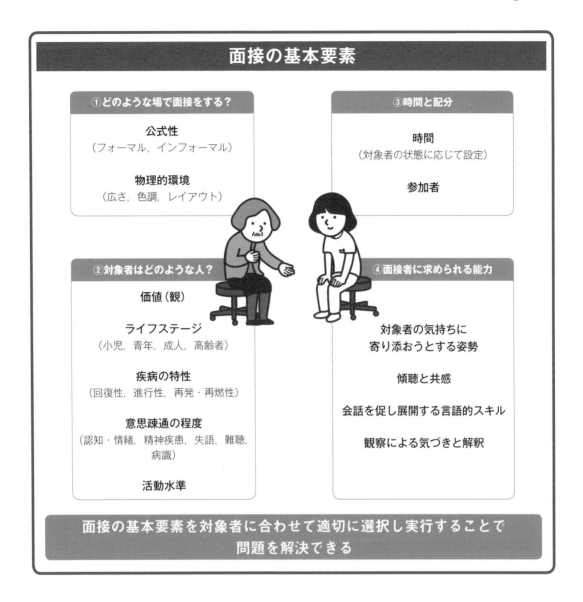

面接の基本要素

①どのような場で面接をする？

公式性
（フォーマル，インフォーマル）

物理的環境
（広さ，色調，レイアウト）

③時間と配分

時間
（対象者の状態に応じて設定）

参加者

②対象者はどのような人？

価値（観）

ライフステージ
（小児，青年，成人，高齢者）

疾病の特性
（回復性，進行性，再発・再燃性）

意思疎通の程度
（認知・情緒，精神疾患，失語，難聴，
病識）

活動水準

④面接者に求められる能力

対象者の気持ちに
寄り添おうとする姿勢

傾聴と共感

会話を促し展開する言語的スキル

観察による気づきと解釈

**面接の基本要素を対象者に合わせて適切に選択し実行することで
問題を解決できる**

を促す**言語的なスキル**，**観察による気づきと解釈**，などが重要な要素である．

　面接における導入，開放的質問，傾聴，焦点的質問，共感，促し，閉鎖的質問，強調，承認，不安の先行否定，適切な敬語の使用，間の取り方など，基本技能を修得する必要がある．

　そのうえで，もっとも大切なことは，対象者に寄り添う姿勢と，専門職として些細であっても意味のある言動に気づいて言語・視覚化し，課題の解決に導く能力であることを忘れてはならない．

（内山　靖）

LECTURE 8 - 3 初回面接の流れ

POINT

医師が診断のために行う初回面接には一般的な流れがあり，情報収集と評価を行いつつ基本的な信頼関係を構築する．各医療者にとっては初回面接でも，対象者がすでに他職種から面接を受けている場合には相応の配慮が必要である．

---

1 初回面接の目的

初回面接は，対象者と初めて接する機会で，互いの人となりを認知し合い，対象者の訴えや思いを傾聴・共感して承認し，基本的な信頼関係を構築して今後の介入・支援に有益な情報を共有する．

面接は，LECTURE8-1で示したように情報収集と評価が目的であるが，その過程を経た上位目標には信頼関係の確立とともに治療的要素が含まれていることを自覚する．

2 初回の意味

誰にとっての初回であるかを考える必要がある．

初めて出会う専門職との面接は対象者にとって初回の面接となるが，その後は各専門職からみれば初回面接であっても，対象者からみれば2回目以降の面接となる．たとえば，医師の面接の後に行われる看護師のインテーク，外来看護師による診療科の選択後に行われる医師の問診，医師の指示に基づくリハ専門職が行う初回面接などはこれらに該当する．

このときに何度も同じ質問を繰り返されたり，説明が矛盾しているように感じたりすると，そのときの面接自体には問題がなくても，対象者は全体として負の印象をもつ場合がある．一方，それぞれの専門職が得るべき情報は，一見同じように見えても異なる視点であることも多い．たとえば，痛みについての情報を聞く際には，医師，看護師，理学療法士，作業療法士，福祉職では，評価・診断，治療／介入・支援に必要な情報や評価は少なからず異なる．

この場合には，「先ほどすでに似た質問をされたかもしれませんが…」，「先ほどの面接で○○○とおっしゃられたようですが，ここではさらに詳しくお尋ねします」などの表現を加えることで，対象者の印象と認識が大きく変わることは明らかであろう．

3 医師が行う初回面接の一般的な流れ

職種と目的によってその流れや詳細は異なるが，ここでは医師が正確な診断を行うための初回面接の一般的な流れを示す．なお，これについては医学生を対象とする基本的臨床技能試験 (Objective Structured Clinical Examination：OSCE) でも取り上げられ，医療面接にかかわる成書が多く発刊されている．

1) 準　備

適切な場所と時間を設定し，面接場面のレイアウトを決める．通常は，対象者と正面で向き合うのではなく，**90°で相対**するのがよいとされる．また，身だしなみや必要な用具を整える．

初回面接の準備と流れ

準備

- 場所と時間の設定
- 面接のレイアウト
- 身だしなみや必要な用具

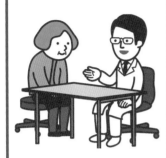

初回面接の流れ

導　入
- 呼び入れ，あいさつ，自己紹介，対象者の本人確認
- 同じ状況ですでに他で面接を受けている（看護師，他診療科）際には，「すでに似た質問をされたかも知れませんが…」などの言葉を添える

主　訴
- 主訴，相談内容の明確化

現病歴
- 開放型質問
- 傾聴と共感・承認，理解
- 焦点型・閉鎖型質問
- 全体像と細部を明らかにする（仮説と鑑別の臨床推論の展開）

解釈モデル
- 対象者の解釈，希望・懸念事項

既往・生活歴
- 治療・入院歴，薬剤の使用とアレルギー，生活習慣・嗜好，生活歴

まとめ
- 要約，言い忘れなどの確認，身体診察・検査などの導入
- ねぎらい，あいさつ

2) 実　際

①**導　入**：**呼び入れ，あいさつ，自己紹介，対象者の本人確認**を行う．その後，この面接の目的，予想される流れ，おおよその時間などを伝えて了解を得る．あわせて，話したくないことは話さなくてもよいこと，疲労などにより中断を希望する際にはいつでも申し出てかまわないことを伝えて開始する．この段階は形式的に思われがちだが，対象者が医療者に抱く第一印象はここで決まり，その後の情報収集や説明が円滑に進むか否かに大きく影響する．

②**主　訴**：対象者の**主訴・相談内容**を明確にする．

③**現病歴**：**開放型質問**に続き，**傾聴，共感，承認**を交えて理解を進め，**焦点型・閉鎖型質問**を行い，全体像と詳細を明らかにしていく．

現病歴では，発症時期，経過，部位・範囲，症状，持続期間，誘因，増悪・寛解因子，随伴症状などを確認する．この過程では，仮説の生成と鑑別を含めた臨床推論によって面接を進行していく．

④**解釈モデル**：**対象者の解釈**とともに，希望や懸念事項を確認する．ここでは，対象者の判断や解釈を傾聴することが重要で，診断や評価は専門職が行うものであるいう雰囲気を軽減し，対象者が主体的にかかわる姿勢を促す．

⑤**既往・生活歴**：これまでの**治療・入院歴**，**薬剤の使用とアレルギー**，生活習慣・嗜好，生活歴などを確認する．状況に応じて，家族歴，宗教，学歴，経済状況なども尋ねるが，初回時に明らかにしておく必然性を吟味して精選する．

⑥**まとめ**：これまでの**要約**，言い忘れたことがないかの確認，身体診察・検査への導入を行う．

(内山　靖)

リハ専門職が行う面接の特徴と展開

POINT

リハ専門職の面接では，医学的な疾病・病態に基づく身体構造・心身機能と，生活にかかわる参加・活動ならびにその相互関係を明らかにすることが求められる．理学療法士・作業療法士の面接は，特別な設定を除いてオープンスペースで行われることが多く，言語聴覚士は言語的なコミュニケーションに制約がある者を対象とすることが多い．

1 リハ専門職が行う面接の特徴

リハ専門職の専門性を背景として，医師，看護師，医療ソーシャルワーカーなどの面接での個別の目的や方法とは異なる特徴がある．

第1に，日本では，医療・介護保険上のリハは医師の指示で行われるため，LECTURE8-3で述べたような**狭義の初回面接を行うことは少ない**．その点では，諸外国の理学療法士は多くが初回面接を行うため，外国の書籍や文献を参考にする場合には注意が必要である．

第2に，面接の場所は，言語聴覚士は**個室**で対応することが多く，理学療法士と作業療法士は**オープンスペース**で実施することが多い．

第3に，面接の展開について，医師の行う面接は問診と身体診察が明確に区分されるが，リハ専門職では**問診と観察・検査測定を並行して行う**ことが多い．また，動作・活動や発話・コミュニケーションに関した観察による情報収集と評価も大切な要素となる．なお，あらかじめ設定された場面に加えて，対象者からの問いかけや状況に応じて開始される場面も少なくない．

また，リハ対象者によっては，失語，難聴・構音障害，認知機能の低下によって**言語的なコミュニケーションに制約がある**場合もあり，意思疎通の方法を含めた面接の進め方に工夫が求められることもしばしばある．併せて，病期と病院・施設の機能(急性期病院，回復期リハ病棟，介護領域での通所・訪問)によっても違いが生じる．

2 リハの目標と各専門職の着眼点 (図)

リハの理念から，その目標は「**生活者としての尊厳と活動の支援**」に凝縮され，病期によって配分や要素に違いあっても，**疾病・病態，生活上での参加と活動，その相互関係**が基本要素となる．

活動は，ヒトの特徴である①二足移動，②道具を使用・開発する上肢，③言語によるコミュニケーションに大別でき，それぞれ理学療法士，作業療法士，言語聴覚士の中核的な専門性ともいえる．また，理学療法では基本的動作を基軸とした活動と機能不全の因果関係，作業療法では応用的動作に関する精神・認知機能も踏まえた余暇・生産活動と参加，言語聴覚療法では摂食嚥下，口腔機能・衛生，発話とコミュニケーションを中心として，生活者としての尊厳と活動を支援するための面接が統合されていく．

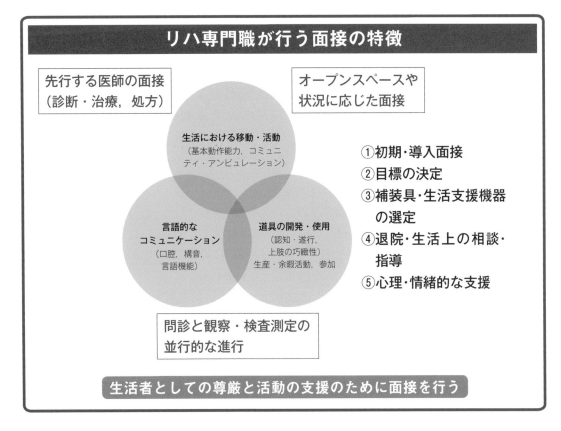

リハ専門職が行う面接の特徴

先行する医師の面接
（診断・治療，処方）

オープンスペースや
状況に応じた面接

生活における移動・活動
（基本動作能力，コミュニ
ティ・アンビュレーション）

言語的な
コミュニケーション
（口腔，構音，
言語機能）

道具の開発・使用
（認知・遂行，
上肢の巧緻性）
生産・余暇活動，参加

①初期・導入面接
②目標の決定
③補装具・生活支援機器
　の選定
④退院・生活上の相談・
　指導
⑤心理・情緒的な支援

問診と観察・検査測定の
並行的な進行

生活者としての尊厳と活動の支援のために面接を行う

3 ┃ リハの過程で行われる面接の主な目的

　リハの過程で行われる面接は，①初期・導入面接，②目標の決定，③補装具・生活支援機器の選定などの情報収集，評価，**意思決定支援**などの目的がある．単職種もしくは多職種で行われる場合がある．

　①**初期・導入面接**では，対象者の思いや価値を知り，病態と症状に基づく身体構造・心身機能と動作・活動との関係を明らかにし，必要な検査測定，調査の内容を決めていく．

　②**目標の決定**では，対象者・家族の思いや価値を実現可能な方法を共有し，そのための具体的な治療・支援目標や治療・介入方法を相談・決定していく．ここでは，意思決定の形成・表出・実現の過程における段階的な支援が重要となる．

　③**補装具・生活支援機器の選定**では，生活の場所，対象者のニーズに基づく活動範囲や水準を踏まえて，必要な補装具・生活（環境）支援機器についての説明と選択にかかわる面接を進める．

　④**退院・生活上の相談・指導**では，入院時から計画的に実施していく．参加・活動に資する復職支援，自動車運転，社会制度の活用など，幅広い内容が含まれる．

　⑤**心理・情緒的な支援**では，対象者の状態に応じて適宜実施する．非公式（インフォーマル）の設定で行われることも多い．

（内山　靖）

LECTURE 9-1　多職種連携が求められる背景

POINT
保健・医療・福祉において，患者や支援対象者のニーズや思いに応えるために，複数の専門家が協働する多職種連携が必要である．

1 多職種連携とは

多職種連携は，文字どおり**多職種**の専門家が**連携**して，保健・医療・福祉（教育が加わることもある）の現場において，患者や支援対象者[1]のケアの質や幸福感の向上のために**協働**することである（図）．そのため**多職種連携協働**ともいう[2]．現代の保健・医療・福祉において１人の専門家がその知識や能力を駆使したとしても，**単独**では問題を効率的に解決するのは不可能である．互いに異なる知識・能力をもつ**複数**の専門家が協働することが必要である．

多職種連携の概念が注目されるようになった背景には，①患者・支援対象者中心という考え方への転換や，②医療費の増加，③専門職の細分化というような社会的な問題との関連がある（図）．これらはLECTURE 9-2以降で説明する．

※1　多職種連携の対象となるのは「患者」だけではないことから，支援対象者・ケア対象者・要支援者などと併記することがある
※2　専門職連携ということもある

2 多職種連携が必要とされる状況

交通事故で救急病院に搬送された患者への対応を考えてみよう．事故現場からICU（集中治療室）に運ばれる段階では，救命や外傷の処置のために，**救急救命士**，**医師**や**看護師**の果たす役割が大きい．その後一般病棟に移ったり，整形外科病院などに転院したりする場合には，リハに主眼が置かれ，身体機能や**ADL（Activity of Daily Living：日常生活動作）**の回復に重点が移る．**理学療法士（PT）**，**作業療法士（OT）**，**言語聴覚士（ST）**の出番である．頭部への外傷や心理的ショックがある場合，以前の職場に復帰することは難しいかもしれない．さまざまな心理検査に**公認心理師**が関与することもある．

その一方で，入院費用や退院後の医療や福祉にかかわる費用はいくらぐらいになるのか，自己負担額を減らすためにはどのような制度が利用できるのか，また退院後は一人で生活していくことができるのかなど，さまざまな疑問や不安が生じてくる．これらの疑問に答えるのは，医師や看護師よりも**社会福祉士**（特に**医療ソーシャルワーカー**）である．自宅での生活に不自由があれば行政などの補助を受け，手すりの設置などの改築が行われる．これらの専門家は，患者や家族はもちろんのこと，専門家同士，さらに患者が住む地域の地域包括支援センターや障害福祉サービス事務所などの組織と連絡を取りながら最善の方法を模索する．それぞれの専門家が他の職種と互いの活動に役立つ情報を共有したり，引き継いだりすることで，ケアの質が向上する．

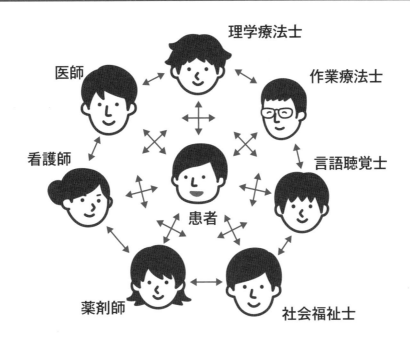

医療における患者を中心とした多職種連携へ

理学療法士

医師

作業療法士

看護師

言語聴覚士

患者

薬剤師

社会福祉士

多職種連携（専門職連携）が登場した背景
患者中心，医療費の増加，専門職の細分化，インフォームド・コンセント，自己決定権，人口の高齢化，医療モデルから社会モデルへ，QOLの向上などの社会環境の変化が関連すると考えられている．患者は医師，コ・メディカルと相談・協働しながら，主体的に治療に取り組む．そのほかにも，臨床検査技師，公認心理師，介護福祉士，歯科衛生士など多くの専門職が関連する．煩雑になるため図中では矢印を省略しているが，すべての職種に双方向のやりとりがありうる．

3 多職種連携と「チーム医療」

多職種連携に似た意味で「チーム医療」という用語がある．「医療」という用語を広い意味でとらえれば，医療は「保健・医療・福祉」のすべてに密接に関与し切り離すことはできない．そのため，多職種連携と「チーム医療」をほぼ同じ意味で用いる医療関係者も少なくない．

しかし，多職種連携という言葉に注目が集まり，「保健・医療・福祉」というひとまとまりの用語がさかんに用いられるようになった．そうなると「チーム医療」のように，「医療」という用語を単独で使用することはあえて狭い意味で「医療」という言葉を用いているという誤解を招きかねない．さらに，多職種連携が展開される場面は広がりをみせており，たとえば学校教育現場における児童・生徒，教員の支援に多職種連携[※3]が行われていることを考えれば，多職種連携という言葉を用いる方がより適切であるといえよう．

※3　学校における連携を「チーム学校」という（文部科学省）

（安部博史）

LECTURE 9-2 多職種連携の目的

> **POINT**
> 住み慣れた地域で人びとが幸福に生きることを支え，高齢化などに伴う社会問題に対処する方法の1つが多職種連携である．

1 患者中心，支援対象者中心の治療とケア

　保健・医療・福祉の現場において，専門職の考えや意見が重要なのはいうまでもない．かつての医師の指示に従って患者は治療を受ければよいという**パターナリズム**の時代から，患者中心の時代に変わってきた．患者や支援対象者は，専門職から十分な説明を受け理解・納得（**インフォームド・コンセント**）したうえで，主体的に治療やケア方針を選択・自己決定することができる（LECTURE 9-1 図参照）．専門職はこれに応え，患者や支援対象者の**QOL（Quality Of Life：生活や生命の質）**の向上のために何ができるかを考えて協働するべきである．

2 地域社会で患者を見守る

　病気や事故の治療で入院したとしてもいつかは退院する．また，慢性疾患の増加や長寿化により，完治することなく病気を抱えながらも自宅などで生活する時間が以前よりも増加している．再び病気にかかることを予防するためには，日常生活における保健（健康を保つこと，悪化を防ぐこと）の観点が重要となる．

　医療の枠組みから保健・福祉の枠組みに移す例を挙げよう．脳疾患や整形外科疾患により入院した高齢者は，低下してしまった身体機能の回復を目指しさまざまなリハを受ける．この過程では，病院勤務のリハ専門職が主要な役割を果たす．退院後，高齢者は自宅を中心に生活することになるが，継続してリハが必要な場合は，**デイケア（通所リハビリテーション）**を利用するだろう．機能回復を目指したリハは必要とはしないものの，①社会的孤立の回避，②心身機能の維持，③家族の介護負担軽減のために，**デイサービス（通所介護）**を利用する患者も少なくない．理学療法士は，立つ・歩くなどの動作，作業療法士は食事を作る・お風呂に入る・掃除をするなどのADL動作，言語聴覚士は話すことや食べることに関するリハや機能の維持で専門性を発揮する．しかし，人生の困難のすべてを医療が解決できるわけではない．必要となる支援や，その支援を提供できる専門職は対象者や状況によって変化する．

　患者の人権の保障，心身の健康維持および医療資源の節約のために行われた脱入院・早期退院の促進は，地域社会の受け入れ体制の整備と同時に実施する必要があり，高齢者医療の場合も同様である．患者が入退院を繰り返さないように，退院後は自宅や地域社会で「健康」を多職種で見守る．

3 高齢化に伴う医療費・介護費のコスト削減

　医療，介護にかかる費用が増加し続けている．医療費増加の原因は，①**人口の高齢化（図）**，②**1人あたりの費用の増加**，③**診療報酬等改定**によるもの，に分類される．1人あたりの費用については，薬剤費を含む調剤薬剤費の増加の要因が大きい．

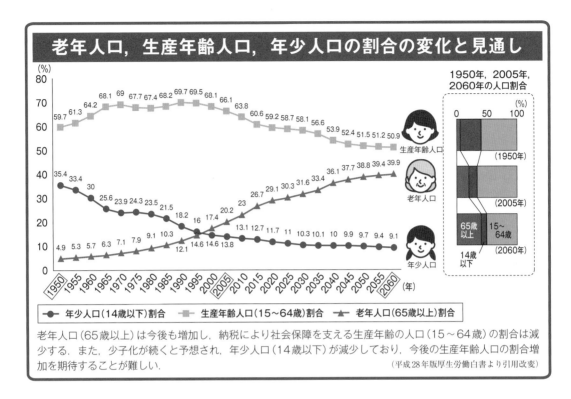

老年人口（65歳以上）は今後も増加し，納税により社会保障を支える生産年齢の人口（15～64歳）の割合は減少する．また，少子化が続くと予想され，年少人口（14歳以下）が減少しており，今後の生産年齢人口の割合増加を期待することが難しい．

（平成28年版厚生労働白書より引用改変）

　医療・介護にかかわる費用は自己負担だけでなく，その多くは保険料でまかなわれる．日本では，高額医療費の補助制度や，高齢者における自己負担割合の減額など，手厚い補助が行われている．しかし，今後も医療費・介護費が増加を続ける一方，保険料を納める生産年齢人口の割合が減少し続ければこの制度は破綻する．

　この問題の解決策の1つが**多職種連携**である．リハ専門職が，日常の運動や動作のリハや機能の維持でその専門性を発揮し，ADL回復の促進や早期退院を実現できれば，医療費・介護費は節約できる．退院の判断は医師によって行われるため，退院にかかわるADLの変化をリハ専門職は注意深く観察し，随時医師に連絡を行う必要がある．また，訓練を行ううえでの医学的なリスク，禁忌，注意事項を含む疾患の病態や明確なゴールなどについて医師と十分な情報共有を行う必要がある．カルテには記載しきれない情報について口頭で情報を交換する必要もあるだろう．さらに，患者のリハへの動機づけを高めるために，疾患のみならず患者の性格や精神状態などの情報を，看護師や心理士と交換することも有益である．

　また，入院期間が長引けば，医療費の増加のみならず身体機能の低下や，認知症・抑うつなどの精神症状を発症させる可能性もある．病棟で働くリハ専門職であれば，患者のADLの改善に役立つ知識や技術を担当看護師にアドバイスすることで，入院の長期化の予防が期待できる．退院後に住み慣れた自宅において健康で快適に生活するためには，ADLに関連した心身機能の維持が必要であり，デイケアやデイサービスにおけるリハ専門職のかかわりが重要となってくる．リハ専門職はその職務を遂行するにあたり，支援対象者，医師や看護師だけでなく，対象者の家族，介護士や送迎ドライバーなどとも日々の情報交換を行う必要があるだろう．

（安部博史）

LECTURE 9-3　他職種を理解する

POINT

効果的な多職種連携のためには，自分の職種および他職種の役割と限界について理解する必要がある.

1　専門化・高度化した他職種への理解を深めよう

　自然科学の急速な進歩は，保健・医療・福祉を大きく変えた. 生物学における免疫領域の知識は，予防接種やワクチン製造に不可欠で，臨床検査の精度と速度を飛躍的に向上させた. 物理学は，私たちの体内の構造や機能を非侵襲的[1]に映像化する技術に応用されている. また社会科学の領域は法律や福祉制度の整備・改善に活かされ，個人や地域社会のQOLの向上につながっている.

　このような科学技術の発展に基づき，医学，看護学，薬学，リハビリテーション医学などもそれぞれ専門化・高度化し，その分野を扱う専門職が次々に登場した. これは，専門職が国家資格として整備された歴史をみれば明らかである(**図**). 専門職は細分化された領域を深く学ぶことにより，高度な知識・手技を提供できるようになった. 一方で，それを専門としない者にとって，何のために何を行っているのかということを理解することが難しい状況が生じた.

　しかし，他職種に依頼できること，自分の職種が担えることについて，互いに理解する努力はできる. 専門職同士が，上手に分担・連携(多職種連携)することができれば，1人の専門職では到底到達できないような高度なレベルで，効率的に問題解決に取り組むことができる.

※1　身体を傷つけない方法

2　支援ミーティング—各専門職の役割と限界を知っておこう—

　患者や支援対象者の支援には，さまざまな**資源(リソース)**が必要となる. 資源とは，支援のために役立てられるもののことで，金銭的資源はもちろんのこと，人間や組織は人的資源であるし，活動を展開する場所も資源に含まれる. 支援にあたってはこの資源の有効利用が欠かせない. 保健・医療・福祉，どの場面であれ患者や支援対象者の抱える問題や支援資源の把握，今後の見通しなどについて，複数の専門職が集まって検討を行うことになる. これを**支援ミーティング**[2]とよぶ. 支援ミーティングでは，専門職の観点からそれぞれが意見を述べ，患者や支援対象者の希望や意見を取り入れながら話し合いを行う. 必ずしも最初から意見が一致するとは限らず，それぞれの専門性から提案された考えをすりあわせていく必要がある. そこでは，**自分の職種および他職種の役割と限界についての理解**が不可欠である.

※2　支援カンファレンス，ケースカンファレンスなどということもある

3　自分の職種および他職種の役割と理解

　保健・医療・福祉にかかわる専門職に就くことを目指しているあなたは，自分が就きたい職業の役割，働く場所，給与，キャリアパス[3]，関連法令についてどの程度知っているだろうか.

　他職種との連携においては，専門家として自分が技術的・法律的に何ができて何ができないかを

国家資格と資格を定めた法令と国家資格にかかわる法令条文（抜粋）

施行年	国家資格	資格法
1947年	栄養士	栄養士法
1948年	医師	医師法
1948年	歯科医師	歯科医師法
1948年	保健師・助産師・看護師	保健師助産師看護師法
1948年	歯科衛生士	歯科衛生士法
1951年	診療放射線技師	診療放射線技師法
1955年	歯科技工士	歯科技工士法
1958年	臨床検査技師	臨床検査技師などに関する法律
1960年	薬剤師	薬剤師法
1965年	理学療法士・作業療法士	理学療法士及び作業療法士法
1971年	視能訓練士	視能訓練士法
1987年	社会福祉士・介護福祉士	社会福祉士及び介護福祉士法
1991年	救急救命士	救急救命士法
1997年	言語聴覚士	言語聴覚士法
1997年	精神保健福祉士	精神保健福祉法
2015年	公認心理師	公認心理師法

（保健・医療・福祉系の一部を抜粋）

医師法第四章第十七条では，**業務独占**が定められている．理学療法士及び作業療法士法は同一の法令で定められている．第四章第十六条には，**秘密を守る義務**，第十七条には**名称独占**が定められている

📖 国家資格にかかわる法令条文（一部のみ抜粋）

医師法：第一章　総則　第一条　医師は，医療及び保健指導を掌ることによって公衆衛生の向上及び増進に寄与し，もって国民の健康な生活を確保するものとする．**第四章　業務　第十七条**　医師でなければ，医業をなしてはならない．

保健師助産師看護師法：第一章　総則　第一条　この法律は，保健師，助産師及び看護師の資質を向上し，もって医療及び公衆衛生の普及向上を図ることを目的とする．

言語聴覚士法：第一章　総則（目的）第一条　この法律は，言語聴覚士の資格を定めるとともに，その業務が適正に運用されるように規律し，もって医療の普及及び向上に寄与することを目的とする．

理学療法士及び作業療法士法：第一章　総則（この法律の目的）第一条　この法律は，理学療法士及び作業療法士の資格を定めるとともに，その業務が，適正に運用されるように規律し，もって医療の普及及び向上に寄与することを目的とする．**第四章　業務等（秘密を守る義務）第十六条**　理学療法士又は作業療法士は，正当な理由がある場合を除き，その業務上知り得た人の秘密を他に漏らしてはならない．理学療法士又は作業療法士でなくなった後においても，同様とする．**（名称の使用制限）第十七条**　1．理学療法士でない者は，理学療法士という名称又は機能療法士その他理学療法士にまぎらわしい名称を使用してはならない．2．作業療法士でない者は，作業療法士という名称又は職能療法士その他作業療法士にまぎらわしい名称を使用してはならない．

明確に知っておく必要がある．協働する他職種は，あなたの職業についてすべてを把握しているわけではない．自らの職種ができること・できないことを就業時間内外で折に触れて伝え，理解してもらう必要がある．

　それぞれの国家資格に関連する法令は，図のとおりである．たとえば医師の行う医業（なりわいとして医療行為を行うこと）は，他職種が行ってはならない（**業務独占資格**）．一方，PT，OT，STについては，資格のない者がそれぞれの名称を用いて業務を行ってはならない（**名称独占**）とされている．

※3　その職場において，一般的に何歳（経験何年）くらいでどのような立場（職位）に就くようになるかという見通し

（安部博史）

医療職の専門性とは

POINT

専門職は高度な知識・技能・態度のみならず，高い倫理観・責任感をもって日常生活を送り，職務に臨むことが求められる．

1 専門職には自律性が必要である

専門職の例として，国家資格となっている職業を挙げることができる．いずれも専門的な知識・技能・態度の習得に多くの時間を費やし，国家試験に合格した者だけが特定の業務を行ったり（**業務独占**），特定の職名を名乗ったりする（**名称独占**）ことができる．

一般的に，長い時間をかけて高度な知識・技能・態度を学び身につけてきた専門職には比較的高い社会的地位が与えられる．特に，保健・医療・福祉においては，人の生死，心身の健康や人生そのものにかかわることもあり，高い倫理観・責任感とそれに基づく行動が社会から求められる．これらは直ちに身につくものではなく，努力と自分を律する能力（自律性）のたまものである．

学生にも高い自律性が期待される．医療の専門職を目指す人間としての倫理観や自覚が著しく不足しているのではないかと疑問を抱かれるような行為（公共マナーの違反，インターネット上での不適切な言動など）は，特に厳しい社会的な制裁を受ける可能性がある．また，個人の行動が問題とされるだけでなく，その職種に対する不信感を招くこともあり，現職者や後輩に大きく迷惑をかける可能性がある．それぞれの教育課程において，医療倫理，個人情報保護にとどまらず，学生の行動規範について繰り返し注意喚起・指導が行われるのは，このような理由による．

2 秘密の保持，守秘義務

保健・医療・福祉にかかわる専門職はその業務に関連し，患者・支援対象者，その関係者の極めて個人的な情報について知ることがある．しかし，病気であることを配偶者や職場に知られたくない人もいる．また，福祉サービスを受けていることを近隣に知られたくない人もいる．他者には知られたくない個人的な情報は，一般に「秘密」とよばれる．

保健・医療・福祉の分野にかかわる多くの専門職は，業務上知り得た人の「秘密」を「正統な理由」なく漏らしてはならない．秘密を漏らせば（秘密漏示），刑法やそれぞれの資格法上の守秘義務規程に抵触し，刑事罰や資格の停止処分を受けることがある．また，資格がなくなった後も秘密を漏らしてはならない．厳しい取り決めではあるが，それによって患者や支援対象者は安心して自分や家族の問題について相談することができるのである．

3 多職種連携コンピテンシーと多職種連携教育

多職種連携を行うための能力は**多職種連携コンピテンシー**※とよばれる（図）．多職種連携コンピテンシーは，専門職の養成機関や就業現場における多職種連携教育を通じて獲得される．コンピテンシーには知識・技能・態度の要素が含まれており，座学のみならず実践的な教育が必要である．

各職種の専門性を担保するために，在学中はもちろんのこと，現場で働くようになっても生涯学

協働的能力としての多職種連携コンピテンシーモデルと学部生向け多職種連携学習評価尺度 (UIPLS)

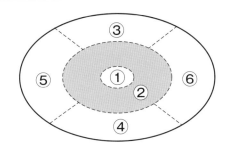

多職種連携コンピテンシー

コア・ドメイン
　① 患者・利用者・家族・コミュニティ中心
　② 職種間コミュニケーション
コア・ドメインを支え合う4つのドメイン
　③ 職種としての役割をまっとうする
　④ 関係性に働きかける
　⑤ 自職種を省みる
　⑥ 他職種を理解する
（多職種連携コンピテンシー開発チーム：医療保健福祉分野の多職種連携コンピテンシー.）より引用

学部生向け多職種連携学習評価尺度 [2, 3] より引用

グループ活動に対する態度
①私は，グループで何かをするときには，他のメンバーに信頼されるように努力する．
②私は，グループで作業するときには，他のメンバーに自分のことを知ってもらおうと努力する．
③私は，グループでの話し合いや活動では，全てのメンバーが意見を言いやすくなるような雰囲気作りを心がけている．
④私は，グループ活動において，自分の言いたいことが，他のメンバーに伝わっているかどうか，意識しながら発言する．
⑤私は，グループで作業するとき，他のメンバーを尊重し，信頼するようにしている．

グループ活動のリフレクション
⑥私は，グループ活動において，自分の感情，思考，言動がどのように推移していたのかを振り返って考えることがある．
⑦私は，グループ活動において，他のメンバーの感情，思考，言動がどのように推移していたのかを振り返って考えることがある．
⑧私は，グループ活動において，他のメンバーがどのような役割を果たしていたのかを振り返って考えることがある．

⑨私は，グループ活動において，自分の感情，考え方，発言が，他者からどのような影響を受けていたのかを振り返って考えることがある．

多職種連携協働に関する知識
⑩私は，自分が目指す職業の特徴や役割を理解し，他人に説明することができる．
⑪私は，保健・医療・福祉における多職種連携について知っている．
⑫私は，保健・医療・福祉にかかわるさまざまな職業の共通点と相違点を知っている．
⑬私は，保健・医療・福祉の領域において，取り組むべき課題を知っている．
⑭私は，自分が目指す職種では解決できない問題があるときに，他のどの職種に依頼すればよいかを知っている．

グループ活動の技能
⑮話し合いで，自分の意見を言うことができる．
⑯グループ活動が苦手だ．
⑰初めて会った人たちとも，すぐになじんでグループ活動を始めることができる．
⑱グループ活動において，皆の意見を率先してまとめようとするほうだ．

習としてその知識，技能，態度の向上に努める必要がある．有資格者の組織である協会（職能団体）などが研修の機会や制度を提供している．医療技術の進展はめざましいうえ，保健・医療・福祉にかかわる法律も時代によって改正される．事件や事故などをきっかけに世論が変化することもある．学び続けることでこれらの変化に対応し，個人，社会や人類に奉仕するという態度を維持することが専門職として必要である．

※　コンピテンシーは「能力」と同じ意味

（安部博史）

LECTURE 10-1 リーダーシップとは

> **POINT**
> リーダーシップとは，与えられた状況のなかで，組織（集団）の目的・目標の達成にメンバーが積極的に取り組み，期待される結果を創り出すよう影響を与えることである．

1 リーダーシップとメンバーシップ

　ドラッカー（PF Drucker）は，著書『プロフェッショナルの条件』のなかで，リーダーシップ（leadership）を「目標・方針を具体的に示し，自分の仕事にかかわりをもつすべての人々の仕事に責任[※1]をもち，メンバーの信頼を得て（人間力），リーダーに必要な活動力と持久力，決断力，説得力，責任感，知的能力をもつこと」としている（**図**）[1]．また，メンバーシップ（membership）を「目標・方針を十分理解し，与えられた環境のなかでみずからの役割に対して責任をもち，リーダーおよび他のメンバーを信頼し，組織目標達成のために能力を発揮すること」とここでは考えたい．

　組織のなかでリーダーシップ，メンバーシップは単独で存在するものではなく，いずれもそれを発揮する対象が必要であり，相互にその役割が遂行されることによってはじめて組織が機能する．責任の内容や大きさは異なるものの，どちらかが偉いとか，どちらかが優れているということではない．管理職のみならず状況に応じて全員が，組織目標達成のために各立場の役割を発揮することが求められる．ただ，リーダー（組織のトップ）は組織運営の最高責任者であることから，その責任は多大である．うまくいく組織とそうでない組織の差は，まさに組織責任者，管理者のリーダーシップの差であるともいえる．

※1　ここでは能力を発揮し成果を創り出すことをさす

2 リーダーシップの定義

　リーダーシップとは，直訳すれば"指導者としての能力・スキル"であり（leader＝指導者，-ship＝能力・スキル），「**指導力**」「**統率力**」などとよばれる．本項ではリーダーシップを「与えられた状況のなかで，組織（集団）の目的・目標の達成にメンバーが積極的に取り組み，期待される結果を創り出すよう影響を与えること」と定義づけ，前述した定義に，以下の3つの説明を加えたい．
①**「与えられた状況」のなかで成果を創り出すこと**：「与えられた状況」とは，与えられた仕事の環境や組織構成員（メンバー）の数，メンバーの能力などである．したがって，成果を上げるためにメンバーの能力やレベルを考え，その能力を最大限発揮できるように導いていく必要がある．
②**組織の目的・目標を明確にし，実現させること**：指導・指揮（lead）という活動は，組織の目的・目標の明確化から始まり，それらの実現・達成で終わる．リーダーは正しい目的・目標を設定し，それをメンバーに忠実に実行させるよう導くことが重要である．
③**権力ではなく，人格と能力から生まれたもの**：リーダーシップとは，メンバー全員が自発的，積極的に自分の課題に取り組むよう影響を与えることと考えてよい．他者に影響を与えるパワーの源は，"外的なもの"と"内的なもの"に分けられる．"外的なもの"とは，組織上の地位，特定のポジショ

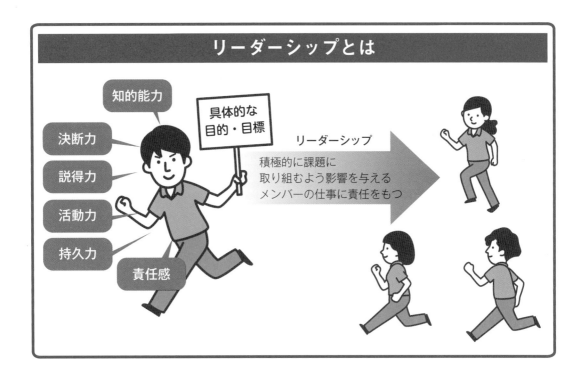

ンより生じた「権力」(命令権, 人事権, 評価権, 表彰または懲罰権など) である. "内的なもの" というのはその人の人格, 能力であり, 「組織のリーダーがメンバーから好かれ, 信頼されているかどうかによる」 といってもよい. 真のリーダーシップは 「何を成し遂げたか」 によって測られるものである.

　またドラッカーは, 「リーダーが公言する信念とその行動は一致しなければならない」「リーダーシップは賢さに支えられるのではない. 一貫性に支えられるものである」 と述べている[1].

3 リーダーシップ発揮のプロセス

　リーダーシップを発揮するプロセスは 「**組織目的の明確化**」→「**目的の浸透**」→「**部下 (メンバー) の動機づけ**」→「**指揮・指導と支援**」で, 発揮されたかどうかはその結果によって明らかにされる.

4 リーダーのもつパワー

　リーダーはさまざまなパワーをもち, 他人の行動に影響を及ぼすことがある. よってリーダーは自身がもつパワーとその使い方を検討し, 適切に行使することが求められる. 代表的なパワーを以下に示す.

- ●報酬的パワー：リーダーの命令や要求に従わないと報酬に影響が出ることによる力
- ●強制的パワー：リーダーの命令や指示に従わないと懲戒・解雇されることによる力
- ●専門的パワー：リーダーに知識・情報があり尊敬できることによる力
- ●合法的パワー：いわゆる「肩書き」の影響力・権限による力
- ●**人間的パワー**：人として好きである, 信頼していることによる力. 最も重要なパワーといってよい.

(中田敬司)

メンバーシップとは

POINT

メンバーシップとは，目標・方針を十分理解し，与えられた環境のなかで自らの役割に責任をもち，リーダーおよび他のメンバーを信頼し，組織目標達成のために能力を発揮することである．

1 メンバーシップに求められるもの

メンバーシップとは，「目標・方針を十分理解し，与えられた環境のなかで自らの役割に対して責任をもち，リーダーおよび他のメンバーを信頼し，組織目標達成のために能力を発揮すること」とここでは考えたい．メンバーシップとして最終的に求められるものは「与えられた業務を100％実施し成果を創り出すこと」といってよい．これには業務遂行にあたって強い責任感をもつことが重要である．メンバーシップを発揮するには，日常から自己成長意欲をもつとともに，主に以下の能力を伸ばすことが求められる（**図**）．

①さまざまな事柄について肯定的な解釈ができる
②目標を達成するために前向きな発想ができる
③積極的に行動できる
④建設的な態度・姿勢で業務に取り組むことができる
⑤協調性がある
⑥マイナスの要因があったとしてもプラス思考で物事に取り組むことができる

2 仕事の定義とメンバーシップ

仕事には2つの定義がある．1つは「働くことを強制され，やむを得ず行う活動」である．どちらかといえば欧米的価値観で，仕事は神との約束を破った罰（苦役）とする「アダムとイヴ伝説」に沿った考え方である．

もう1つの定義は「何らかの社会的価値を生み出し，世のため人のために行動すること」である．これは日本的な価値観で，仕事は自己成長の手段であり，人間形成にとって必要なものという考え方である．やりがいと自己充足を求め，新しいことを学ぶ機会，変化に富む仕事，おもしろい仕事，職務内容と能力の一致，自立性が高いことなどを重要視する．

メンバーシップとは，仕事を「**何らかの社会的価値を生み出し，世のため人のために行動すること**」と前向きに解釈する能力ともいえる．

3 仕事に対する4つの志向とメンバーシップ

現代では，働き方は多様化している．以下に「働く人のタイプ」の4つの分類を紹介する．それぞれ仕事や職場に対して求めていることが異なる．

①**待遇志向**：給料がよい，失業の心配がない，福利厚生が充実している
②**ゆとり志向**：残業が少ない，あまり責任がない，仕事時間が短く休日が多い

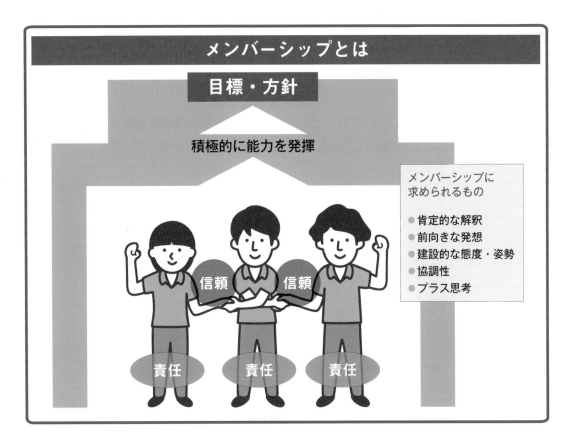

③**自己拡大志向**：職場の人間関係がよい，仕事が社会のためになる，人から認められる仕事である

④**自己啓発志向**：やりがいがある，権限や責任が大きい，技術や知識を多く身に付けられる，昇進の機会に恵まれている，自分の能力を発揮できる，興味・関心がもてる

　もしメンバーの大部分が「待遇志向」や「ゆとり志向」のタイプだとしたら，組織の目標課題達成やさらなる成長発展が阻害される可能性がある．「自己拡大志向」や「自己啓発志向」が組織全体にとって望ましいことがわかる．特に重要なのは，自分自身が仕事に対してどういった志向をもっているかを確認することである．それを理解し，自身の成長課題克服に日々努力していくことが，メンバーシップのあるべき姿ともいえる．

4 コミュニケーションとメンバーシップ

　業務においてPDCAサイクル（LECTURE 11-2）がうまく回るように，指示を受け，タイミングよく報告するとともに連絡・相談を実施することは，重要なメンバーシップといえる．

①**指示を受けるときのポイント**：メモの用意をして正確に聞き取る，指示する側と受け取る側のギャップがないように心がける，与えられた仕事の目的を理解する，期待される結果を把握する．

②**報告のポイント**：仕事の進捗状況や結果や結論からまず報告する，理由や原因，過程をしっかり述べる，事実を正確に簡潔に報告する，事実と意見を区別して伝える（事実を報告したうえで「自分はこう考えます」と提案するスタイルが重要）．

（中田敬司）

LECTURE 10 − 3 意思決定能力

POINT

意思決定能力はリーダーシップ・スキルの1つで，リーダーは"合理的意思決定のプロセス"に添って思考する．その際，「自分の知識は限定されていること」「バイアス（先入観や思い込み）が入り込むこと」「自らの意思決定タイプを知ること」「納得感の高い決定をすること」に留意する．

---

1 リーダーシップの3要素

リーダーシップの概念を構成する要素として，以下の3つが挙げられる[2]．

①**リーダーシップ指針・価値観**：リーダーがメンバーにアピールしている，あるいは日常の行動に表わしている信条，価値観．たとえば"努力は裏切らない""調和""自己責任論"など．

②**リーダーシップ特性**：挑戦的な性格，自信，強気，エネルギー，カリスマ性など生まれもった特質，正直さ，公平さ，責任感，信頼性，愛情など人間性を表わすもの．

③**リーダーシップ・スキル**：理論学習と実践活動を通じて身につけた能力・技術のこと．たとえば専門知識，分析力，意思決定能力，問題解決能力，経験など．

本項では，リーダーシップ・スキルのうち意思決定能力について説明する．

2 合理的意思決定のプロセス

合理的意思決定のプロセスとして，以下の6段階がある（**図①**）[7]．

①問題を認識する（検討課題の明確化）

②意思決定の判断基準を特定する（判断基準の列挙）

③判断基準を秤にかける（判断基準の優先順位づけ）

④代替案を考える（選択肢のリストアップ）

⑤それぞれの案を判断基準に照らして評点をつける（判断基準に基づく各選択肢の評価）

⑥最適な意思決定を見積もる（最終意思決定）

合理的意思決定プロセスには，「問題がはっきりしている」「選択肢がわかっている」「選好がはっきりしている」「選好が一定である」「時間や費用の制約がない」「利益の最大化を目指す」という前提（仮定）がある．意思決定の最終段階で最適な判断をするためにそれぞれの代替案を判断基準に照らし合わせて，最も高い評価を得られた案を選択する．

3 「限定された合理性」とバイアス

複雑な問題を公式化して解決しようとしても，完全な合理性の条件を満たすまでには至らない．そこで，問題の複雑なすべての面を捉えるのでなく，基本的な特徴だけを引き出すことで単純化されたモデルの限度内で行動することができる．この考え方をスティーブン．P．ロビンス（Steven P Robbins）は「**限定された合理性**」とよんだ[7]．

また，意思決定者の判断には体系的なバイアス（先入観や思い込み）やエラーが入り込む．バイ

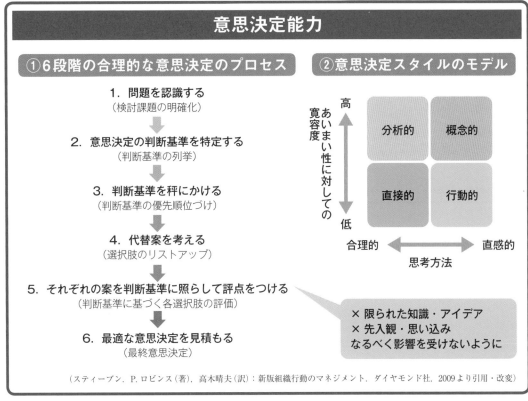

意思決定能力

①6段階の合理的な意思決定のプロセス

1. 問題を認識する
（検討課題の明確化）

2. 意思決定の判断基準を特定する
（判断基準の列挙）

3. 判断基準を秤にかける
（判断基準の優先順位づけ）

4. 代替案を考える
（選択肢のリストアップ）

5. それぞれの案を判断基準に照らして評点をつける
（判断基準に基づく各選択肢の評価）

6. 最適な意思決定を見積もる
（最終意思決定）

②意思決定スタイルのモデル

	合理的 ← 思考方法 → 直感的
あいまい性に対しての寛容度　高↑／低↓	分析的　概念的 直接的　行動的

× 限られた知識・アイデア
× 先入観・思い込み
なるべく影響を受けないように

（スティーブン．P．ロビンス（著），高木晴夫（訳）：新版組織行動のマネジメント．ダイヤモンド社，2009 より引用・改変）

アス例として，**自信過剰バイアス**（自分の考えが正しいと思い込んだり，自身を過大評価したりする），**アンカリング・バイアス**（最初に与えられた情報に固執し，意思決定において以後与えられた情報を適切に活用できなくなる），**確証バイアス**（自分の先入観と一致する情報はそのまま受けとるが，そうでないものに対しては批判的になる）などがある．つまり，経験，衝動，直観，便宜的経験則に過度に依存する傾向があり，合理性から逸脱する可能性があるため注意が必要である．このようなバイアスやエラーが生じるのは意思決定プロセスを少なくすることが原因と考えられる．

4 意思決定スタイル

　意思決定をする際の個々のアプローチとして**4つのタイプ**が示されている（**図②**）[7]．図の横軸は思考の仕方が論理的（合理的）か直感的（創造的）かを示す．図の縦軸はあいまいさに対する寛容度を示し，あいまいさをどの程度にしたいかを示す．「直接的」「分析的」「概念的」「行動的」の4つのうち自身がどのタイプなのかを考え，よりよい意思決定につなげていく．

5 意思決定の重要ポイント

　意思決定の重要ポイントは，**重要な論点を正しく選ぶこと**と，**その重みづけの妥当性を高めること**である．一般的に多くの判断は「結局は何を重くみるか」で変わる．意思決定に絶対的な正解はなく，その「納得感」が重要である．さまざまな内容について見落としがなく，納得感の高い決定ができるバランス感覚をもつことが求められる．

（中田敬司）

問題解決能力

> **POINT**
> 問題解決には「問題発見能力」「原因分析能力」「問題解決能力 (対策立案能力)」
> が必要である.

　問題解決にあたって, リーダーには「問題発見能力」「原因分析能力」「問題解決能力 (対策立案能力)」が求められる. これらが機能して初めて組織の問題解決につながる (図).

1 問題発見能力

　「問題がわかれば, 半分は解決したも同然」という西洋の格言があるように, 組織の問題を発見することはその解決と同様に難しい. 問題とは「目標と現状とのギャップ」「解決すべき事柄」で, 組織には**発生型問題** (日常業務のなかで発生している問題), **探索型問題** (現状に満足せず「さらによくしたい」という視点で探す問題), **設定型問題** (「この先どうするか」という視点で検討する問題) があるとされる[2].

　問題発見の重要な前提条件は「問題意識」をもっていることである. **問題意識**とは「潜在化している問題」を発見しようとする意欲である. 常に明確な目標をもってそれを達成する信念をもち, 「今のやり方でよいのか?」「他によりよい方法は?」と考えることが重要である.

　問題を見つける方法には, データ・数字を観察する, 欠点列挙法, 希望列挙法, 「"3ム"チェック法 (ムリ・ムダ・ムラを点検する)」, 「4M法 (組織を構成する人：Man, 機械：Machine, 原材料：Material, 方法：Methodをチェックする)」, 「5大任務法 (品質・コスト・納期・モラル・安全の観点で現状を分析する)」, 「5W2H法」, 「ブレーン・ストーミング法」などがあり, 問題発見に有用である.

2 原因分析能力

　問題解決のプロセスで次に重要なのは, 問題点となる原因の追究, 因果関係の解明である. 問題解決の大部分は「問題点」となる原因を取り除くことで達成される.

　まず現状を調査し, 問題点を明確にする. ここでいう問題点とは, 問題の原因のなかで具体的な解決が可能なもの, つまり「改善点」と考えてもよい.

　次に問題点の要因を整理する. 特性要因図や関連図などを用いて, 問題点に影響を与えていると考えられる要因を, 関連する人の意見をもとに整理する.

　最後に, 影響度の高い要因 (原因) を見出し, 真の要因 (原因) を究明する.

3 問題解決能力 (対策立案能力)

　問題点の解析結果を改善につなげていくためには, 専門的な知識や技術・経験などを活用するとともに, 創意工夫が求められる. 改善策は何もないところから生まれるものではなく, その問題についてよく考え, さまざまな知識とそれらを応用する能力, 知恵があってこそ生まれてくる.

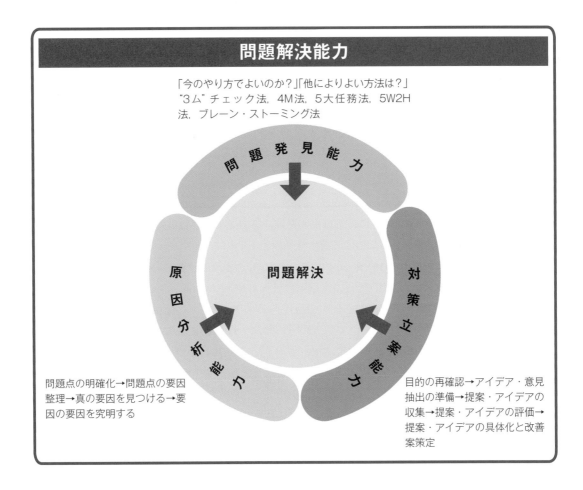

問題解決能力

「今のやり方でよいのか？」「他によりよい方法は？」
"3ム"チェック法，4M法，5大任務法，5W2H
法，ブレーン・ストーミング法

問題発見能力

問題解決

対策立案能力

原因分析能力

問題点の明確化→問題点の要因
整理→真の要因を見つける→要
因の要因を究明する

目的の再確認→アイデア・意見
抽出の準備→提案・アイデアの
収集→提案・アイデアの評価→
提案・アイデアの具体化と改善
案策定

①**対策立案のステップ**

1．目的の再確認
2．アイデア・意見抽出の準備（メンバーの選定・リーダーの決定，会議場所・資料などの準備）
3．提案・アイデアを集める
4．提案・アイデアを評価する
5．提案・アイデアを具体化し改善案をつくる

②**改善策案抽出の留意点**

　問題の内容をしっかり観察し，メンバー皆でよく考え知恵を持ち寄る．その際，アイデアを出すための手法を工夫する．日ごろから直接的な知識だけでなく幅広い知識を吸収して，常識を打破するため独創力を伸ばす訓練を積み重ねる．

　リーダーとして特に重要なことは，問題解決活動に取り組みやすい**組織風土**や**文化**をつくることである．「理論的には正しいが，実際は甘くない」「今さらそんなことをしなくても，今まではうまくやれた」「その考えは飛躍しており現実的ではない」「それでは変化が大きすぎる」「トップが承知しないだろう」「時期尚早だ」などの，**問題解決・改善活動を阻む言葉は控える**．

（中田敬司）

LECTURE 11-1 チームビルディング

> **POINT**
> チームビルディング（組織化）は，組織目標達成のために仕事の分担，責任の所在，指示・命令系統および協力関係を明確にし，組織構造を設計する一連のプロセスのことである．

1 組織成立の3要素

C.I. バーナード（C. I. Barnard）は，①協働の意欲，②共通の目的，③コミュニケーションという3つの要素を，組織が成り立つための必要十分条件とした[1]．

①**協働の自発性・意欲（willingness of cooperation）**：組織の存続に必要なのは人びとの間にできあがった協働システムであり，「協働の自発性・意欲」とは，組織のメンバーとしてその組織のルールに従い，共通目的の達成のために自発的に他のメンバーと協調して働く意志である．

②**共通の目的（common purpose）**：ここでは「何のために協働するのか」の答えは「組織目的」とも表現されている．企業や団体などの組織は必ず目的をもっている．組織の目的・使命に基づいて各個人に課される義務，割り当てられる仕事およびその目的達成のための実践的活動が各個人の得られる「満足」につながることが重要である．

③**コミュニケーション（communication）**：組織の目的はメンバーで共有される必要がある．目的を共有する手段はコミュニケーションであり，日常の組織活動の流れのなかでもコミュニケーションは不可欠な機能といえる．

上記の3つの要素を満たして組織が構成されている場合，小さな組織でもその構成員は必ず目的をもちコミュニケーションをとりながら協働するシステムができているといえる．

2 チームビルディングとは

グループは「集団」，チームは「組織」と考える必要がある．そしてチーム（組織）として，フレームを共有し，関係性を築いて協働意欲を高め，コミュニケーションをとりやすい環境を整備するといった一連のプロセスが「**チームビルディング**」といわれる．いわば組織化のための1つの方法であり，個人の集まりをチーム（組織）にするため意識，行動のレベルを合わせていくことが必要になる[2]．

3 よいチームを作り出す3要素

一般的に社会関係資本といえば，人（人的資本），もの（物的資本），金（金融資本）をいい，近年ではそれに加えて，知識・情報（知的資本）などもあげられる．一方で，社会関係資本とよばれる，人と人との関係（つながり）そのものも資源だという考え方もある．それには，「信頼」「互酬性の規範」「ネットワーク」が必要だといわれる．人と人との関係性向上が潜在能力を引き出し，さらに新しいアイデアや知識，価値観が生まれることが期待できる．

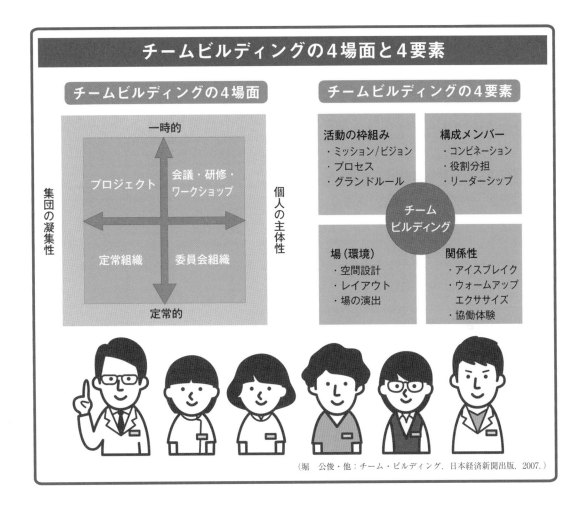

（堀　公俊・他：チーム・ビルディング. 日本経済新聞出版, 2007.）

4 ┃ チームビルディングの4場面

　チームを考えるうえで，2つの軸がある．1つはチームの継続期間，もう1つはメンバーの主体性とチームの凝集性のどちらが強いか，ということである．それらを考えると4種類のチームビルディングがあると考えられる．①会議・研修・ワークショップでのチームビルディング，②プロジェクトでのチームビルディング，③定常組織のチームビルディング，④委員会組織のチームビルディングである（図）[2]．

5 ┃ チームビルディングの4要素

　チームビルディングには以下の4つの要素がある（図）．①**活動の枠組み**：チームのねらい，ゴール，プロセス，活動指針などをメンバーで共有する必要がある．②**構成メンバー**：構成メンバーの個性と組み合わせを考える必要がある．③**場（環境）**：部屋，座席のレイアウト，空間などの演出も重要な要素である．④**関係性**：アイスブレイクやウォームアップエクササイズを通して関係性づくりを促進していく[2]．

（中田敬司）

LECTURE 11-2 目標の共有

POINT

目標は，組織・チームで共有することで一致団結し達成することができる．
そのためにPDCAサイクルを効果的に回すことが重要である．

1 組織成立の3要素と共通の目的

　C.I. バーナードによれば，①協働の意欲，②共通の目的，③コミュニケーションが組織における必要十分条件と示している（LECTURE 11-1）．なかでも「共通の目的」では，組織の目的・使命に基づいて各個人に課される義務，割り当てられる仕事および実践的活動を通して各個人が得られる「満足」が明確化されることが重要である．そして「コミュニケーション」では，組織の目的をメンバーと共有することが必要である[2]．

2 組織目標達成の要件

　その組織が目指しているものが何かを明確にすることは重要である．会社組織であれば，経営理念や年度方針などを指す．ここに組織目標達成の4つの要件を示す．

①優れたリーダーの存在：優れたリーダーには，最終的に正しい方向を示すとともに，その達成方法（問題解決方法）を明確にする力が求められ，情報を収集し，よりよい状況判断・評価をして方針決定を行う．特に企業などの機能体組織において重要になる．

②チーム目標・目的の明確化：組織やチームの目標・目的が不明確だと何のために組織が存在しているのかわからなくなり，チームのモチベーションは大幅にダウンし生産性は上がらない．

③目標・目的に向かって一致団結する：一般的にはチームワークという．よりよいチームワークは相乗効果が期待でき，場合によってはチームの能力の総量を超えた能力が発揮される．

④成果・情報の共有化：組織目標達成要件のなかでも特に重要な項目である．会議やミーティングを効果的に開催し，日々の業務の報告や問題が速やかに組織内で共有され，対応できる仕組みづくりが重要となる．

3 PDCAサイクルと目標

　PDCA（Plan：計画，Do：実行，Check：評価，Action：改善，以下PDCA）サイクルを回すことは組織運営においてわかりやすいフレームワークといえる．PDCAはPからスタートするため，Pがしっかりしていないと非効率になり，組織目標の達成に支障が出る．特に注意すべきは，方向性と到達地点（目標）は異なることである．目標は数値化され，具体的に示されることが大切であり，「頑張る」「努力する」などは姿勢や方向性である．目標は「来月は1日の訪問先を2件増やす」など具体的に示してこそ共有化が可能となる．しかし，中長期的な目標の場合，その妥当性が失われているにもかかわらずそれに固執している場合がある．この場合，速やかに目標の妥当性を評価し，場合によっては変更する．

　PLANには年度計画のようなものや，それに向けての実行計画もある．実行計画は目標の共有や

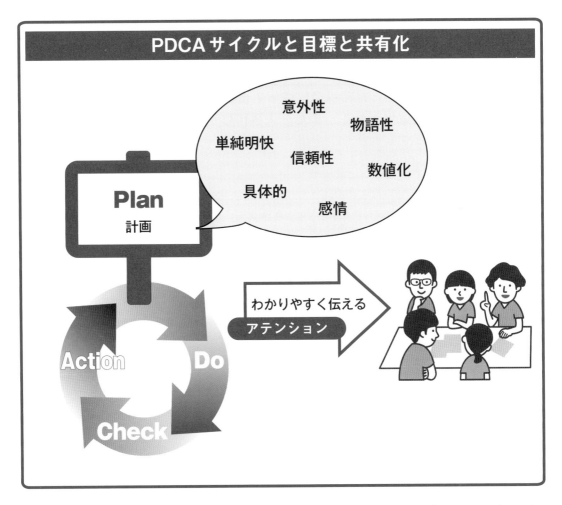

達成に必要なもので，つねに「本当にこれが機能するか?」をイメージしながら策定する必要がある．時間軸や役割分担，クリアすべき課題を示し「能力に応じた役割分担 (アサインメント) は適切か?」「業務の負担バランスに偏りがないか?」などをチェックすることでより実効性の高いものとなり，目標のみならず，その実行計画の共有化を図ることができる[3]．

④ 目標共有のためのアテンション獲得と記憶および組織への浸透

　アテンション獲得とは，情報過多の現代において，組織としての目的・目標や方向性などをどうすればわかりやすく伝えられるかを考えることである．その方法の1つとして，「SUCCESsの法則[※1]」がある．

　また，目標を組織に浸透させるには，言語化された目的・目標や方向性などを，時折振り返ることが重要である．「組織の理念や原則は具体的エピソードとともに語られて，はじめて深いレベルでの浸透力をもつ」といわれる (図)．

※1　Simple：単純明快, Unexpected：意外性, Concrete：具体的, Credible：信頼性, Emotional：感情, Story：物語性

（中田敬司）

LECTURE 11-3 役割分担

POINT

組織目標を明確にして，組織構造に従って役割分担が設計され，人事の選定と配置によって組織化される．また，人事には適材適所と人材育成という2つの目的がある．

1 組織化の過程

LECTURE11-1，2で示した組織成立の3要素を踏まえ，組織を構築していくための考え方を6つのステップに分けて示す．

STEP 1 組織戦略・目標の明確化：組織づくりは組織戦略に従って行われるべきで，戦略の明確化が組織づくりの前提となる．

STEP 2 必要機能と必要業務の検討と設定（職能の設定）：組織戦略，計画目標の達成のために，どんな機能と業務が必要かを十分検討したうえで，遂行すべきすべての仕事（職能）を洗い出す．

STEP 3 組織構造の仕組みの設計：この段階は，組織づくりの中心である．組織構造は「繊維」と同じように「ヨコ糸」と「タテ糸」で構成され，「ヨコ糸」の編成は組織活動の分業化，部門化で，「タテ糸」の設計は組織の階層化である（図）．

分業化とは，STEP 2で洗い出したなすべき仕事（職能）を知識・技術・機能などによって分けて各人に分担させることである．各人が担当する業務を「職務」といい，機能のよく似た業務をまとめるためにその職務をグループ化する．これが「部門化」で，分業化と部門化は組織の仕組みづくりの第一歩といえる．

階層化は，組織運営側と作業側との間に中間管理者（部長，課長，係長など）を設けることである．その目的は管理能率の向上であるが，階層が多すぎると情報が組織運営側に伝わりにくくなり，迅速・正確な意思決定に支障をきたし組織の「効果性」を損なう危険性がある．

STEP 4 職務に対する責任と権限の明確化：この段階では，各職務の内容，範囲，他の職務との関係の位置付け，職位（position）など，職務に対する責任と権限を明確にする．

STEP 5 コミュニケーション，協力体制の確立：組織の統合性，協調性を保つために，全組織の情報共有化の仕組みや，部門間のコミュニケーション，協働システムや会議体系を確立する．

STEP 6 人事の選定と配置（仕事の割り当て・役割分担）：これは組織化の最終段階である．「人事の選定と配置」とは，誰をどのポジション（部署）に配置しどのような職務を与えるかを決めることである．また部署と部署の間，そのなかの人と人の間の負担や人数などのバランスがとれるように調整を行うとともに，人員が不足する場合は新しく人を採用することも必要となる．

STEP 3の「ヨコ」の編成は企業の分業化，部門化で，「タテ」の設計は組織の階層化であり，これらが役割分担の「設計」といえる．そしてSTEP 6の「人事の選定と配置」で役割分担を実施することとなる[1]．

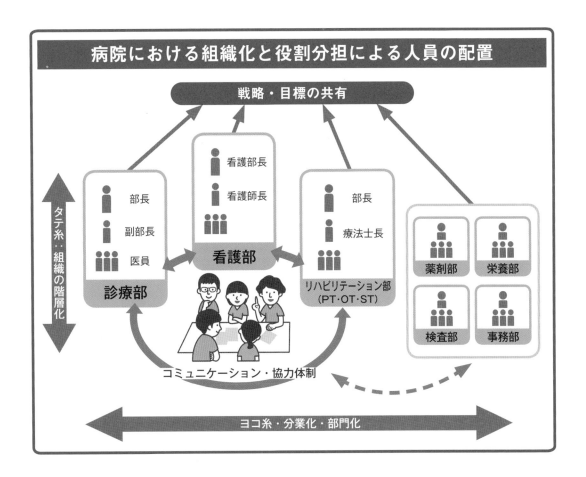

病院における組織化と役割分担による人員の配置

2│ 人員配置（人事）について

　人員配置とは，「事業計画の達成のために，誰をどこに配置するかを決めること」で，人的資源を適切に再配分することを意味し，組織運営において重要なポイントといえる．組織目的の達成には，適切に採用人事を行い，採用された人員が能力を最大限に発揮できるよう配置する必要がある．

　与えられた人員のなかで能力や特徴，適性や経験と，そのポジションに必要な能力・技術などを見極め，配置を行い適材適所を実現する．人員配置が必要となるのは，慢性的人手不足，新規事業や課題を抱えた部署への増員，ニーズの変化による事業縮小，部署の改廃に伴う減員などがある．

　また，人事には「人材育成」の意味合いもある．新しい職種や職位に配属され，経験したことのない業務に就くと，自身のもつスキル，経験，仕事観などを活用してもうまくいかないことがある．そのようなとき，新しい配置先は新たな能力開発を行う育成の場となる．環境を変えることで，個人の新たな能力開発という人材育成に効果を発揮する．また，専門職の場合は職種に変更はないものの，より高度な業務を遂行できるようにキャリアラダーという人事制度がある．いずれにせよ，役割分担および人員配置（人事）は戦略的人材マネジメントと捉えるべきである．

　病院においては，医療法により医療施設別・病床区分別に人員配置標準が定められている．

（中田敬司）

リスクマネジメント

> **POINT**
> 組織や組織の活動に潜在するリスクを把握し，対処法を検討，実施するのが
> リスクマネジメントである．

1 危機管理の概念

　備えあれば憂いなし，転ばぬ先の杖など，「危機管理」を示す諺があることから，その概念は昔から存在していたといえる．現在「危機管理」という言葉はさまざまな場面で使われており，その捉え方もさまざまで幅広い考え方がある（危機管理に明確な定義はない）．つまり「危機管理」そのものが定義を求めているものではなく，さまざまな考え方があってよいのである．

　また「危機管理」は，「実践的」なもので「理論的」なものではないといわれ，英語ではCrisis Managementと表される．これらを語源レベルで考えていくと，Crisisはギリシャ語でkrinein，Managementはラテン語でManusであり，それぞれ「分ける」「切る」「新しい判断基準」また，「手がける・事態の掌握」と訳される．よってCrisis Managementは新しい判断基準に基づき，手がけたり，事態を掌握したりすることといえる．

2 急な状況の変化に遭遇した場合の考え方

　組織運営などにおいては急な状況の変化に直面することもある．その際の考え方には次の3つがある．①その変化が平常時の判断基準で対応可能か判断する，②対応不可の判断時は緊急時の判断基準に切り替え力を結集する，③みずからの手と足で事態に対処する，である．

3 危機管理の3原則

　危機事象（災害）の共通点は，予知が困難で突然発生するため迅速な対応が求められることである．さらに予想の規模を超え，自分たちでは対応不可と評価された場合は他からの力を結集し投入する必要がある．こうした場合は平常時の考え方では対応が困難で，考え方を180度変化させることが求められる．そうした考え方をベースにした危機管理の3原則がある．①完璧な対処より拙速，②日頃のチームワーク，③トップ（管理者）は強い意志と勇気をもって意思決定する，である．

4 危機管理の考え方

　「危機管理」の考え方の1つに「ダリトメソッド」がある．これはダメージコントロール・リスクマネジメント・トラブルシューティングの総称で，それぞれの3つの頭文字をとって＜ダリト＞といい，いずれも「危機管理」を表している．この考え方は日常生活をはじめ，組織運営や災害対応などにおける危機回避や被害軽減の参考になる．そのダリトメソッドのなかの1つがリスクマネジメントである．ダリトメソッドについて，その概要を以下に示す．

　ダメージコントロール：損害の程度を速やかに把握し被害の拡大を最小限にとどめる．危機の段階的評価・段階別損害対策・早期回復／復旧対策を行う．

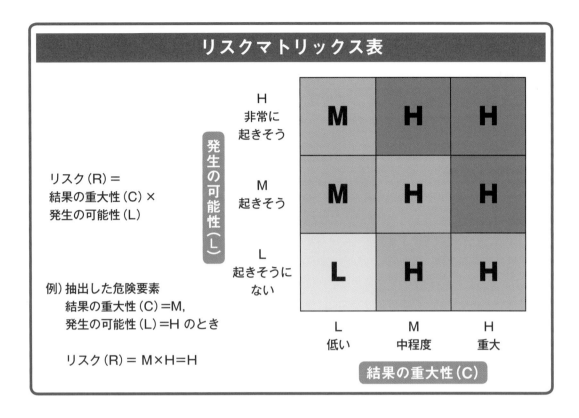

リスクマトリックス表

リスク (R) ＝
結果の重大性 (C) ×
発生の可能性 (L)

例) 抽出した危険要素
　結果の重大性 (C) ＝ M,
　発生の可能性 (L) ＝ H のとき

　リスク (R) ＝ M×H＝H

発生の可能性（L）

H 非常に起きそう

M 起きそう

L 起きそうにない

L 低い　　M 中程度　　H 重大

結果の重大性（C）

　リスクマネジメント (後述)：危機の事前予測と事後の対応，情報の収集・管理・分析・アウトプット，広義の保険の検討 (経済的損失の予測と対策)．

　トラブルシューティング：日常の小規模トラブルの予測と早期解決 (ハインリッヒの法則など)．

5 リスクマネジメント

　リスクマネジメントとは，組織，あるいは組織の活動に潜在するリスクを把握しそれに対し組織のリソースの範囲で最適な対処法を検討し実施することである．まずリスクを把握し全組織に及ぶのか特定の部署のみに関係しているのか明確化して対応する必要がある．また，「リスク」とは，使い方によって定義が厳密に一致しているわけではなく，共通して以下の性質を含んでいる．①その事象が顕在化すると組織に好ましくない影響が発生する，②いつ顕在化するかが明らかでない，③発生の不確定性，である．またリスク (R) ＝結果の重大性 (C) ×発生の可能性 (L) と考えられており，マトリックスを用いてリスクを評価し，具体的対策を実施することが重要である (図)．

　また，リスクマネジメントのプロセス例として以下を示す．

　危険源の抽出⇒特定⇒リスク評価⇒対策立案⇒実施⇒結果の評価⇒継続改善

　他にもリスクの評価法として，乗算・加算方式などもあり，リスクマネジメントに活用されている．病院では過去の重大事故例を検討し，患者を取り違えないようにするため，診察時，注射，投薬の際に患者のフルネームをよび確認することを院内でルール化した例などがある．

(中田敬司)

LECTURE 12-1 多様性への対応

POINT
人はそれぞれの価値観をもって生活し，行動している．その人を理解するためには，表面情報だけで判断せず，その人の考えを知ることが必要である．

1 多様性の尊重

人はそれぞれ独自の信念や価値観をもって生きている．生まれ育った環境（時代，国，家族，学校，宗教など），年齢，性別，職種，文化などにより価値観がつくられ，そのときの身体的，精神的，経済的，社会的状況により影響を受けながら変化する．たとえば，戦後の物資が乏しいときを生きてきた高齢者には，服を直しながら大事に着るなどして物を粗末にしないという価値観が根付いている．一方，バブル期の物が豊かな世代には，使い捨ての消費主義の価値観をもっている人が多いだろう．また，時代の影響だけでなく，頭痛のような身体的苦痛が長期間続く患者は，不安により普段とは違う行動をとるなど価値観の歪みが起きることもあり，環境により価値観は多様化する．

対象者から発せられる言葉には氷山の一角のようにわずかな情報しか含まれておらず，その背景（水面下）には，その人がその人であるための信念や価値観が隠れているのである（**図**）．その多様な個人の背景を尊重し，理解しようとしなければその人を真に理解することはできないであろう．多様な価値観を尊重し，すべてに対応することは難しい．医療においては，金銭的に治療を受けられない問題であれば社会福祉士に相談するなど，他職種との連携を取りチーム医療を行うことが必要である．

2 環境が与える影響（病院と在宅）

近年の超高齢社会に対応して地域包括ケアシステムが導入されたことで，リハの活動の場は，**病院だけでなく介護施設，在宅へと多様化**している．治療を行う対象者が病院にいる場合と自宅にいる場合とでは，その置かれた環境により対象者の心理に大きな影響を与える．

病院は治療のための一時的な仮の滞在場所であり，医療者に対してよい患者を演じる「**患者の役割**」が基本にあるといわれる．また，医療者に対して自分の意見を伝えることに対して，心理的障壁もある．そのため医療者は，病院にいるときの患者の様子だけから，患者の生活面，価値観などを知ることはできない．みずから積極的に情報を収集しなければ，患者を理解することができないのである．

一方，在宅訪問の場合は，生活の場である自宅を見ることができるため，室内の空調や衛生状態，家具，調度品などの生活環境，そこから経済状態や知識レベルを推測するなど多くの情報が得られる．また，患者はリラックスした環境で，偽りのない生活の場に医療者を受け入れているため，本音を語り**自己開示しやすい**心理状態といえる．

多様性への対応

多様性ギャップ

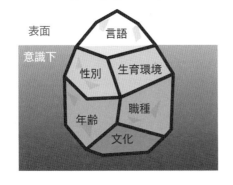

表面
意識下

言語
性別　生育環境
職種
年齢
文化

表面：言語（言葉・芸術・音楽など）
意識下：おのおのの生きる環境により信念・
　　　　価値観・世界観に対する考え方など
　　　　さまざまなもの

言葉は通じても理解が同じとは限らない

「旅行しよう」という言葉で思い浮かべる2人の旅はまったく違うものである

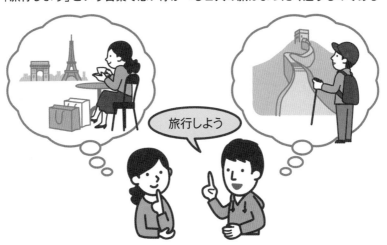

旅行しよう

3 ｜ 多様性へ対応するための方法

　一人ひとりの患者は多様であり，病気に関する価値観，人生観，死生観などさまざまな考えや，信仰心，不安や希望をもっている．多様性に対応するためには，まず目の前の相手を心から**尊重**することである．そのうえで，相手から発せられた言葉に集中し，その言葉の背景にどのような意味があるのかを想像してみてほしい．もし自分の解釈では理解が及ばない場合には，真意を探るために「○○についてもう少し詳しく教えてもらえますか？」と尋ねて**傾聴する**ことが重要なポイントとなる．患者にとっては，話しにくい内容もあるため，「この人なら話しても大丈夫」と思ってもらえる**信頼関係**と，他の人に容易に聞こえない**安全な場所**の確保が条件となる．

（阿部恵子）

LECTURE 12-2

ファシリテーション

POINT

ファシリテーションとは，公平にメンバーの意見を引き出し，対話の場を活発化させ，チームの目標に向かってプロセスをデザインすることである．

1 ファシリテーターの基本的姿勢

ファシリテーターとは「対話を促進させる者」という意味である．ファシリテーターには次のような具体的な姿勢が求められる．①チームメンバー全員を尊重し，互いに理解し合おうという主体性をもっている．②自分と異なる意見に対しても寛容で考えの1つと受け入れることができ，どんな意見に対しても否定的な発言をしない．③対立意見が生じても，そこから新たな意見を引き出そうとする．④チーム全体を管理して，常に中立的立場で公平にメンバーの意見を引き出し，受け止める．⑤メンバーの意見が表現できないときは代弁することもあるが，自分の意見は伝えず，メンバーに解決を委ねる姿勢をもつ．

2 ファシリテーションスキルとステップを理解する

ファシリテーションはその場の状況に合わせて対応しなければならないため苦手意識をもつ人もいるが，スキルとステップを理解し，意識することで容易となる．ファシリテーションのスキル（ステップ）には，①チームビルディング，②ブレインストーミング，③発散と収束，④目標確認と議論ベクトルの管理，の4つがある．これは，「会話」「対話」「議論」の3つのファシリテーション・ステップを使いこなすことで得られる[1]（図①）．

映画について例を挙げながら考えてみよう．最近観た映画について，「流れてきた音楽に感動した」「ストーリーがよかった」「俳優がすてきだった」というような日常的な「会話」を通して，その人の好みや考えを知り，自分との違いは何かを受け入れ，チームの土台となる関係性をつくるチームビルディングをするのがファシリテーションスキルである．次に，「映画って何だろう？」「どういう映画がいい映画？」など，ブレインストーミング的に"そもそも論"を出し合い，じっくり話し合うことで，「心から笑える映画」「教訓が得られる映画」「夢のある映画」など多くの意見が出てくる．意見は発散するが「でも，今の閉塞感のある時代，夢のある映画がいいよね」などと，次第に意見がまとまり，収束へのプロセスを共有する．このように目的に向かって一緒に考えるという共同作業をすることで仲間意識を生み出すプロセスが「対話」のファシリテーション・ステップである．3つ目に，「本当にそれでいいか」「他にはないか？」など，探求を深め，新たな視点を導き出す「議論」のファシリテーション・ステップへと進む．この3つのステップを理解し，4つのファシリテーションスキルを覚えておこう．

3 ファシリテーションスキルを身に付ける方法

ファシリテーションスキルは学習により上達する．ワークショップの企画・実践を通して，スキルを身に付けることができる．たとえば，クラスや部活で何かを企画するときなど，上記のファシ

①ファシリテーションの構造とスキル

ファシリテーションのスキル	ファシリテーションのステップ	例（目標：よい映画を顧客に提案する）
①チームビルディング	会　話	（最近見た映画の）音楽に感動した. ストーリーがよかった. 俳優がすてきだった.
②ブレインストーミング	対　話	映画って何だろう. どういう映画がいい映画?
③発散と収束		
④目標確認と議論のベクトル管理	議　論	本当にそれでよいか? 他にはないか?

②意見がまとまらないときの対処法

よい映画とは

じゃあ, 若い人向けの
アクション映画は〇〇を
起用するとよいね.

〇〇さんは若い女性にも
とても人気よね. 私も好き.

〇〇っていう俳優は
アクションが最高だよ.

※数字は発言の
順番

リテーターの基本姿勢に基づき，構造を頭に入れ，グループの活発な対話を引き出してみよう.

　ファシリテーションを実践するにあたり注意が必要な点を3つ紹介する. ①**アイスブレーキングを重視する**：関係性構築に重要であり，その後の対話の活性化に大きく影響を与えるので，時間がないなどと省略するのは避けたい. 簡単なゲームなどを通して，メンバーの人柄を知り，コミュニケーションを促進する機能と，「このメンバーは安全である」という情緒の安定をはかる機能がある. ②**上下関係のない構成員でグループをつくる**：グループで上下関係がある場合，上の立場の人が喋り続けて，下の立場の人は聴き続けるという状況になる. 同じ年代や同じ職位の人などでグループ編成をして，話しやすい雰囲気をつくったり，ペアで話し合ってからグループに伝えたり，またグループワークに先立って全員が平等に喋るなどのルールを伝えたり，紙に書いて伝えてもらうなど工夫をするとよいだろう. ③**意見がまとまらない場合の対応**：対話が弾み，いろいろな意見が出て，内容が発散して収集できなくなることもしばしば起きる. このようなとき，白板などを使って図式化し，メンバーに可視化することでチームを目標へ向けて収束させていくことができる（**図②**）. 苦手意識をもっている人も多いであろうが，まずは実践してトライアル＆エラーを繰り返しながら習得していこう.

（阿部恵子）

LECTURE
12-3

アサーション

POINT
自分の意見，考え，希望などを素直にかつ正直に，その場の状況に合わせた適切な方法で相手に伝えることをアサーションという．

---

1 アサーションとは

　<u>アサーション</u>とは，自分の言いたいことを適切に自己主張できると同時に，相手の考えにも耳を傾けることができるコミュニケーション技法である．つまり，自分を大切にできる側面 (I am OK) と，相手も大切にできる側面 (You are OK) の2つを併せもっている．あなたは自分の言いたいことを適切に伝えているだろうか？

　まず，1つ目の自分を大切にできる自己主張とはどういうことだろうか？　たとえば，相手にネガティブなことを伝えなければならないとき，「相手が不愉快な気持ちになるのでは？」「批判したと思われるのではないか？」と遠慮して，伝えられなかった経験はないだろうか．そうすると自己主張をしないことで自分が我慢しなくてはいけなくなり，しだいにストレスが溜まってくる．このストレスが蓄積されていくと自尊心や自己肯定感が低下する．このようにならないためには，周りの評価に影響されない自分，つまり「自分はこのままでOK」と<u>自己肯定</u>する心をもつことが必要で，それができれば自己主張ができるようになる．

　一方，相手も自分も大切にできる自己主張とは，相手の話を<u>傾聴</u>し，理解したうえで自分の意見を伝えることである．「あなたはそういうふうに考えているんですね，なるほど名案ですね」と意見を受け止めたうえで，「私は，こんな風に考えていました」と自己主張する．そうすると互いの状況がわかり，要求や問題点が明確になるので，解決策も見つけやすくなる．自分と違う意見を言われると自分の意見を引っ込めてしまうことがあるが，多くの視点で対話するほうが有益であるため，アサーティブな態度を身に付けることが役に立つ．

2 3つの自己表現タイプ

　コミュニケーションには3つの自己表現タイプがあるといわれている (**図**)．アグレッシブ (攻撃的) 型，ノン・アサーティブ (非主張) 型，アサーティブ (主張) 型の3類型である．自分と相手のOKの状態による分類で示されている．

<u>**アグレッシブ (攻撃) 型**</u>：自分はOKだが，相手はOKでない状態で，他者否定的，操作的，支配的，自分本位，無頓着，優越を誇る，相手に指示，主張する，責任転嫁などの特徴がある．

<u>**ノン・アサーティブ (非主張) 型**</u>：相手はOKだが，自分はOKでない状態で，自己否定的，依存的，服従的，他者本位，消極的，承認を期待，相手任せ，沈黙・弁解が多いなどの特徴がある．この2つは，どちらか一方がOKではない状態であるため，適切な表現方法とはいえない．

<u>**アサーティブ (主張) 型**</u>：自分はOK，相手もOKの状態で，自他尊重，自発的，歩み寄り，自他調和，積極的，自己選択，自他協力，柔軟，自己責任という特徴がある．

　あなたはどの類型だろうか？「I am OK」と「You are OK」の態度を増やせるように意識しよう．

3つの自己表現タイプ

	アグレッシブ型		ノン・アサーティブ型		アサーティブ型	
	自分 OK	相手 OKでない	自分 OKでない	相手 OK	自分 OK	相手 OK
自分と相手との状態						
特徴	他者否定的，操作的，支配的，自分本位，無頓着，優越を誇る，相手に指示，主張する，責任転嫁		自己否定的，依存的，服従的，他者本位，消極的，承認を期待，相手任せ，沈黙・弁解が多い		自他尊重，自発的，歩み寄り，自他調和，積極的，自己選択，自他協力，柔軟，自己責任	

3 「I am OK」と「You are OK」の態度を増やす方法

　なぜ自己主張ができないのだろうか？　社会のなかで存在している人間は，他者から認めてほしいという基本的欲求をもつといわれている．自分がそのままでも受け止めてもらえると思える人は「I am OK」で，自己主張することにためらうことは少ない．一方，他者に受け止められないのではないかと不安が強い人は，否定されたくない「I am not OK」となり自己主張できなくなる．この背景には，自分自身のつくり上げた非合理的な思い込みが影響を与えていることがある．たとえば，「他人に好かれなければいけない」「100％完璧でなければいけない」「失敗したら仕事を辞めなければいけない」など，「～でなければならない」という非合理的な思い込みは強迫観念である．また，「自分はどうせできないから」という根拠のない無力感がアサーティブな態度を妨げている．

　このような自己否定的な呪縛から逃れ，自分に対して「I am OK」となるには，嫌われたくないという"よい子モデル"を抜け出し，0か100かではなく，自分の強みも弱みも併せもつ**ありのままの自分を受け入れる**ことが必要である．他人の目を気にしすぎることで，不安や妬みが生まれるため，「○○と同じだからOK」と物差しを外に求めるのではなく，「自分だからOK」という自分の物差しをもつことが自尊心を高めるために必要である．

　「You are OK」になるためには，相手の思いや考えをしっかり**傾聴**し，その思いや考えを受け止め**承認**する．自分が否定されたくないように，相手もまた同様に否定されたくないと思っている．お互い理解し合った状態で信頼関係をつくることから始めよう．相手を批判するような言葉ではなく，自分の主張を素直に「私は～と思う」と自分のメッセージとして，感情的にではなく落ち着いて伝えることで，相手にも受け入れてもらえるようになる．

（阿部恵子）

LECTURE 12-4 # コンフリクトマネジメント

POINT

チーム医療で意見の対立,軋轢,葛藤が生まれたとき,誰かが我慢して和を保つのではなく,成長する過程と捉えポジティブに取り組む姿勢が必要である.

1 コンフリクトとは

コンフリクトとは,衝突,葛藤,対立,軋轢という意味をもつ.和を重んじる日本の文化では,終身雇用,年功序列が重んじられ,夫は企業戦士となり,妻は文句を言わずに子どもを育て家族を守ってきた歴史がある.そのため,コンフリクトはネガティブなものと捉えられ,子どもたちは「我慢しなさい」「怒っている人にかかわらないようにしなさい」としつけられてきた.このような日本では,チームにおけるコンフリクトマネジメントは身に付いていない.しかし,現代の変化の速い社会では,医療においても常に進化し,多様化・複雑化している.このような社会の変化に伴い,それぞれの職場で変革が求められる.変化に対して人は抵抗を感じるものであるため,意見の対立からコンフリクトが起きるが,一方で何の変化もない調和的で平穏な組織は停滞し,いつしか社会から取り残されるという結果を生む.

では,視点を変えてコンフリクトのメリットを考えてみよう.意見は違っていてあたり前という考えが根付けば,率直に意見を言い合えるチーム形成につながり,チームが活性化するメリットが生まれる.また,意見を言い合うことで,自分を知り,相手をより深く理解することができ,人間関係を深めることができる.そして,いろいろな視点からアイデアが生まれ,議論の幅を広げ,意思決定の質が向上するため,双方に多くの効果をもたらすチャンスとなるのである.つまり,チームを成長させるためにはコンフリクトを避けて通ることはできないといえる.アサーティブコミュニケーションで対処し,チーム全体が成長し,効果が得られるように努力してみよう.

2 コンフリクトに対する態度

コンフリクトに対して,心理学者のトーマス (KW Thomas) とキルマン (RH Kilmann) は,人が対立したときに取りうる態度を,5つのモードに分類した (**図①**).どのモードが適切なのかは状況により変わるため,状況に応じて使い分けることが大切と述べている[3].

①**競争的**:相手を説得して自分の方針を通す
②**受容的**:自分の要求を抑えて,相手の要求を受け入れる
③**回避的**:その場で解決しようとはせず,その状態を回避する
④**妥協的**:互いの要求レベルを下げて部分的な実現を図る
⑤**協調的**:双方の立場を尊重し,協力しながら問題を解決する
多くの場合,協調的態度が望ましいとされる

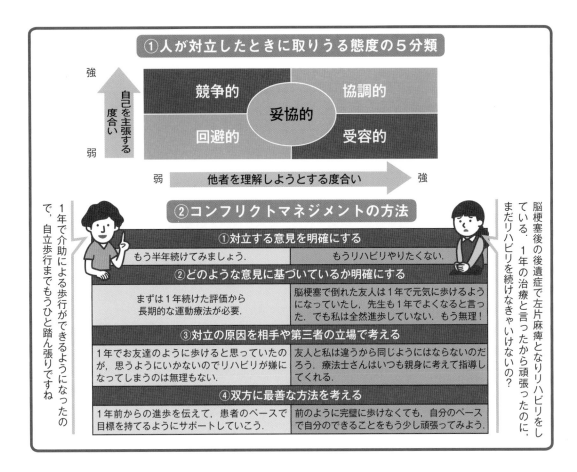

①人が対立したときに取りうる態度の5分類

自己を主張する度合い 強／弱

競争的　　妥協的　　協調的

回避的　　　　　　　受容的

他者を理解しようとする度合い　弱→強

②コンフリクトマネジメントの方法

もう半年続けてみましょう．／もうリハビリやりたくない．

①対立する意見を明確にする

まずは1年続けた評価から長期的な運動療法が必要．	脳梗塞で倒れた友人は1年で元気に歩けるようになっていたし，先生も1年でよくなると言った．でも私は全然進歩していない．もう無理！

②どのような意見に基づいているか明確にする

1年でお友達のように歩けると思っていたのが，思うようにいかないのでリハビリが嫌になってしまうのは無理もない．	友人と私は違うから同じようにはならないのだろう．療法士さんはいつも親身に考えて指導してくれる．

③対立の原因を相手や第三者の立場で考える

1年前からの進歩を伝えて，患者のペースで目標を持てるようにサポートしていこう．	前のように完璧に歩けなくても，自分のペースで自分のできることをもう少し頑張ってみよう．

④双方に最善な方法を考える

1年で介助による歩行ができるようになったので，自立歩行までもうひと踏ん張りですね

脳梗塞後の後遺症で左片麻痺となりリハビリをしている．1年の治療と言ったから頑張ったのに，まだリハビリを続けなきゃいけないの？

---

3 │ コンフリクトマネジメントの方法

　対立には大きく，意見の相違から生じる**理性的対立**と，人間関係の好き嫌いや立場の違いから生じる**感情的対立**の2つがあるといわれる．おのおのの役割や解釈で起こる対立であれば，理性的な対立として，違いを明確にしていくことで問題が明らかになる．しかし，理性的対立が原因で，心情面の対立に発展すると取り返しが付かないほどの険悪な人間関係に陥り，解決が難しくなり，チーム解散に陥ることもある．理性的対立をこじらせ感情的対立にならないように予防策を身に付けておこう．チームによるコンフリクトマネジメントの方法を手順に沿って紹介する（**図②**）．

①**対立する意見を明確にする**：対立する主張をシンプルにして何が相違点なのかを把握する．

②**対立した意見がどのような考えに基づいているかを明確にする**：なぜそのような考えに至ったのかの根拠を整理し，対立の原因を明らかにする．

③**対立の原因を相手や第三者の立場で考える**：冷静に捉えるため，別の視点から客観的に考える．

④**双方に最善な方法を考える**：共通の目的を再度確認し，win-winで解決できる方法を再考する．

　かなり高度なマネジメントだが，医療のプロフェッショナルとして身に付けておきたい．多忙な臨床現場では小さな言葉のかけ違い（誤解）で大きな意見の対立を生むことがある．相手の立場に立った共感の一言でもつれた感情がほぐれることも多いため，感情への配慮も忘れないようにしよう．

(阿部恵子)

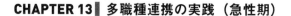

LECTURE 13 – 1

急性期医療における 多職種連携のポイント

POINT

多職種の専門知識を統合することでよりよい医療を提供できる．そのために は互いにコミュニケーションをとることが必須である．

1 患者にかかわる職種は多い

　急性期病院に入院する患者にはさまざまな職種がかかわっている（図）．救急救命士は患者を救急車で搬送する．病院に到着すると，医師・看護師により検査・処置が決定され，臨床検査技師・臨床工学技士が検査を適切に行い，医師より処方された薬剤が薬剤師から提供される．そしてようやくリハが始まる．リハが患者に提供されるまでの間に多数の職種による介入が既に行われているのである．

　リハが始まってからは，医療ソーシャルワーカー・医師・看護師が患者・家族にインフォームドコンセントを行い，今後の方針を決定していく．急性期での治療後も療養・リハの継続が必要となれば，次なる転院先や施設の職員とさらに話し合いを行うことになる．

　前述したものは主な流れの一例であるが，臨床現場において状況は多岐にわたる．つまるところ，理学療法士・作業療法士・言語聴覚士などのリハ専門職が出会う患者は，とにかく多くのスタッフに支えられているということである．

2 情報をしっかり取得，発信も忘れずに

　リハを行う前に，何の情報もないまま患者のもとに赴くわけにはいかない．リハ専門職は，事前にカルテ記録や血液データ・画像（CT，MRIなど）・処方薬を確認しておく．これらの情報は，医師・看護師・臨床検査技師・薬剤師あってのものである．病態やその治療に関して一番詳しいのは医師であり，現在の患者の状態を把握しているのは看護師であり，薬の内容に詳しいのは薬剤師である．安全にリハを提供するためには，患者の状態についての理解が曖昧ではいけない．患者について気になる点があればそれらの職種からさらなる情報を取得しておく必要がある．

　リハ専門職には，理学療法・作業療法・言語聴覚という専門性がある．身体機能・動作レベル・高次脳機能等を評価し，問題を抽出し，改善のためにアプローチをしていくわけだが，重要なことはその情報を発信し他の職種に伝えなければならないということである．それらの情報をもとに栄養士は食事量・形態を決め，医療ソーシャルワーカーも転院先を検討する．看護師も動作に問題ないことがわかれば病棟でのADLを少しずつ改善していくことができる．患者にかかわる多職種がそれぞれのもつ情報を有効に活用することで適切な介入ができるのである．つまり，この情報伝達が円滑に行われることが重要である．

3 情報を伝えるコミュニケーション

　情報を円滑に伝えることが重要だと述べたが，これは容易ではない．カルテの情報では伝えきれないことがたくさんあり，文字情報のみでは受け取る側が誤認することもありえる．実際，臨床の

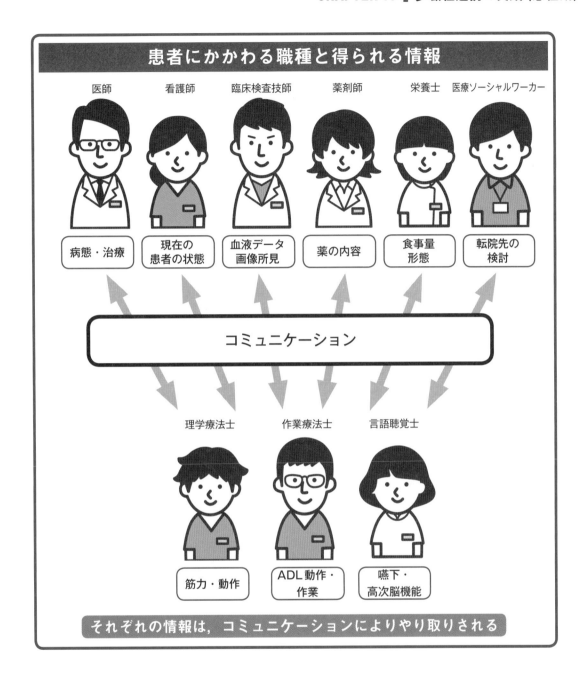

場面では，記載漏れがあり介入が滞るケースや受け取る側の誤認により患者を危険に晒してしまうケースも経験する．

　カンファレンスなどそれぞれの職種が面と向かって直接話をする機会があればよいが，それもなかなか難しいことである．大きな病院の場合，時間が合わない場合も多い．また，話をする機会があっても経験年数の違いにより互いの主張が十分にできないなどの状況もある．日頃からそれぞれの職種がコミュニケーションをとりやすい環境を整備し，良好な関係を築いておく必要がある．

（岩田健太郎・篠田　琢）

LECTURE 13-2 主な関係職種

POINT
それぞれの職種の仕事（専門性）を理解することがコミュニケーションをとる第一歩である.

1 急性期における主治医との関係

主治医は，生じている病態の原因を検査によって明らかにしていくと同時に，問題点に対して内科的・外科的治療を施していく．そのため病態・治療により生じる**患者へのリスクを主治医と情報共有する**ことは必要不可欠である．たとえば，「○○の治療をした患者なので，1日は安静が必要です」「血圧が変動しやすいため，座位までです」など指示があった場合は，それに応じてリハ介入を行う必要がある．患者の状態によっては「血圧を100〜140 mmHgで管理してください」と細かく指示がある場合もあり，その指示範囲内で介入することが必要である.

また，病態の回復や予後についても主治医は判断をする．リハ専門職はその意見を参考にリハ目標を設定していく．同時に，リハ専門職からリハ進行上の問題について質問や相談をする．急性期から患者に合わせたテーラーメイドのリハを行うためには必要不可欠な情報となる.

主治医はさまざまな指示を出す．その指示を守ることが，患者を危険にさらすリスクを最小限に抑え，事故を回避し，さらには自分自身を守ることにつながる.

2 急性期における看護師との関係

看護師は主治医から出された細かな指示を守り，患者に医療を提供していく．**薬剤の提供・スケジュール管理・ADLの介助**と看護師の仕事内容は多岐にわたる．そして常に患者に寄り添い患者の現在の状態を把握しているため，リハを行ううえで最も重要な情報をもっているといっても過言ではない．「1時間前から調子が悪いようです」「食事に時間がかかったので，現在休んでいるところです」などカルテには記載されないがリハの実施にかかわる内容を，看護師とコミュニケーションをとることで得ることができる.

急性期では検査，処置，ケアなど多くの仕事があるため，リハ専門職の一人よがりな介入は看護師の仕事に支障をきたし，ときに対立する場面も少なくない．密にコミュニケーションをとり，患者にとって必要なことをお互い明確にしておき，目標を共有することが重要である.

3 急性期におけるその他の職種との関係

その他にも患者にかかわる多くの職種がある.

薬剤師は主治医から処方された薬剤を患者に説明するとともに，飲み合わせの悪い薬剤・患者に不適切な薬剤があった場合主治医に相談するなどの仕事がある．患者が疼痛で動けない，睡眠剤が効き過ぎていて日中は傾眠になるなど，リハの実施に影響を及ぼす場合，薬剤師に相談することもある.

管理栄養士は患者にとって適切な栄養素や量を計算し，入院中の食事の提供や栄養管理を行う.

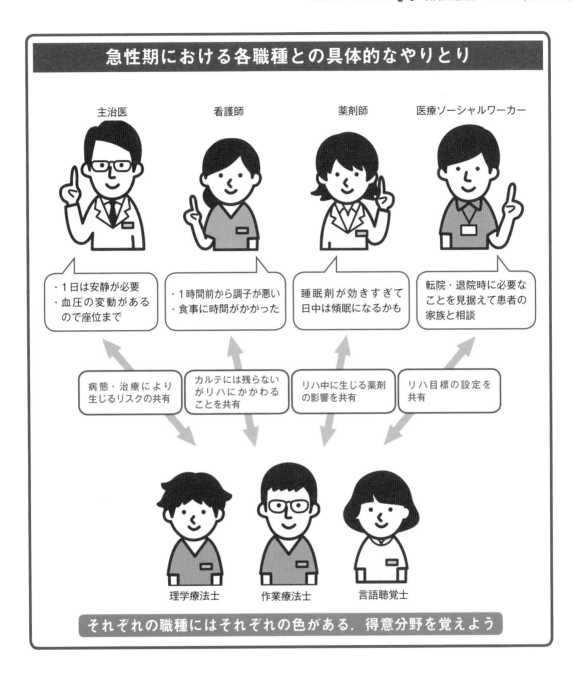

リハのときにエネルギー不足であれば食事の増量を相談したり，嚥下が困難な場合は可能な食事形態と内容に変更してもらうよう相談したりする．

　医療ソーシャルワーカーは入院している病院から次なる先を見据えている．家族と医療従事者との架け橋となり，患者の生活背景を把握して，転院やその後必要なサービスの調整にかかわっている．リハ目標を設定する際の重要な情報をもっている．

　ここでは一部を紹介したが，リハ専門職はさまざまな職種と情報をやりとりしているのである．

（岩田健太郎・篠田　琢）

LECTURE 13-3 目標の共有と役割の分担

POINT
医療従事者にはそれぞれに専門性があり，それぞれに役割がある．目標を統一し，自分がすべきことを考える．

1 専門性を活かす

それぞれの職種の業務についてどれほど理解したとしても，リハ専門職が代わりを務めることはできない．リハ専門職ができることはあくまで「リハビリテーション」である．病気については主治医や看護師に確認し，薬剤のことは薬剤師に確認することで一番確かな情報が得られ，それによりリハ専門職が最良のリハ介入を行うことができる．

リハの介入に支障がある場合はその他の専門職に相談することが重要である．たとえば，「血圧が高くて運動ができません」「心拍数の変動が大きく安全にリハができません」と主治医に薬剤調整が可能か相談する．また，「点滴が多いので安全を確保するため手伝ってください」「不隠※1があってリハができないので，介入予定の時間と投薬時間を調整してください」と看護師に相談する．

私たちは，**最良のリハを提供する**必要がある．そのためには，他職種と力を合わせることが必要となる．また，他職種から「ベッド上では排泄困難なので，トイレ移乗はできそうですか」「一人で移動されたがるのですが歩行は安定していますか」「今後歩行の改善は見込めますか」「リハビリへの意欲はありますか」などと相談されることもある．

それぞれの専門性を活かし，互いの仕事の効率を上げ，患者に還元するには，それぞれの役割を全うする必要がある．

※1　体動が激しく，興奮し落ちつかない状態．せん妄の一症状

2 目標の共有

急性期では患者の生活背景の情報が乏しく，病態の管理や治療が進まないこともしばしばある．しかし，患者にかかわる職種はチームとなって患者に介入する必要があり，それぞれの専門職はおのおのが勝手な方針で進めるわけにはいかない．目標は最初から完璧である必要はないので，多職種で問題を抱えている患者ほどこまめに，**カンファレンス・回診・申し送り**などを行い情報を共有する（図）．まずは**患者にかかわるスタッフが同じ方向を見て目標を統一することが重要**である．

目標は常に変動する．たとえば，自宅退院を目指していたが家屋調査の結果から転院に変更したり，転院を検討していたが患者・家族の強い希望で自宅退院を目指したり，目標が変わることが多いのは急性期の特徴である．情報が足りない場合，必要な情報は何かをチームで共有し，新たな情報収集と発信が必要である．患者の容態が急変した場合も，治療方針・処方薬・看護方針は変化するため目標は変更される．各専門職が，コミュニケーションをとり情報を共有する重要性はここにある．

米国において患者安全推進ツールとしてTeam STEPPS※2というチーム戦略が作成された．これは，患者を頂点にして多職種が互いを尊敬し，良好なチームワークに根付いた患者安全とベストパフォーマンスを目指すものである．わが国においても多くの病院で取り入れられつつある．あら

多（他）職種とのコミュニケーション方法とその実際

多職種で患者のコンプライアンス，服薬状況，生活指導の情報を共有し，現在生じている問題に対してどのように対応するかをチームで決定する．定期的に確認する．
カンファレンス

回診

医師と患者の元へ行き，主訴や問題点からリハプログラムを決定する．

カルテ
申し送り
その日に起きたイベントや患者の訴えを，その場にいない他職種と共有し，治療の連続性を担保する．

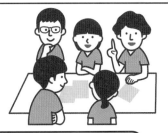

目標の統一を図る！

多職種が情報共有に参加し，目標を統一していく

ゆる職種がともに研修を行うことで，目標の整理や情報共有を臨床で実践していくことができる．

※2　Team Strategies and Tools to Enhance Performance and Patient Safety（医療のパフォーマンスと患者安全を高めるためにチームで取り組む戦略と方法）[1]

3 身近なところから情報共有を

　情報共有の重要さはここまで述べてきた通りである．その際，重要なのは互いの専門性を理解し，うまくコミュニケーションをとることにある．多職種に目を向けるばかりではなく，忘れてはいけないことは<u>リハ専門職同士でも目標を共有する</u>ことである．急性期病院では，対応すべき患者数が多く，PT・OT・STでコミュニケーションをとる時間も十分でないことが多いが，工夫をして情報を共有する必要がある．リハの改善や，その他に評価すべきことなど同職種内でさまざまな意見を交換し，画一的にならないようにいろいろな視点でアプローチする．

（岩田健太郎・篠田　琢）

目標達成のための具体的展開

POINT

入院時期ごとの目標に向かってチーム一丸となる必要がある．うまくいかない部分はその都度修正する．

1 入院初期の具体的なアプローチ

　新たに入院した患者には，主治医とともに患者を訪室し，現病歴や今後のリハの方針について意見を調整する．その際，<u>病態の注意点や治療の方針を情報共有する</u>ことで初回介入時から安全にリハを進めることができる．しかし，ICU（集中治療室）に入院している患者に関しては，病状は常に予断を許さない状況である．そのような場合は，毎朝，主治医・看護師とともに<u>現在の患者の状態を確認し合い，その日のリハの内容を皆で共有する</u>ことでより安全にリハを進めることができる．

　入院初期は患者の状態も変化しやすいため，介入する前には必ず看護師に直前の状態を確認しておく．経験の浅いスタッフであれば，リスクの把握ができていない場合があるので，1人で考えるのではなく，同職種内で先輩に意見を求めたり相談したりすることで，安全で質の高いリハを提供することが可能となる．

2 入院中期の具体的なアプローチ

　救命・初期治療を行い一般病棟へ転棟する時期で，活動性が上がることや治療がきっかけで，合併症の出現が考えられる時期である．この時期もリハに介入する前には必ず直前の状態を看護師に確認しておくほうがよい．病棟でのADLを上げることが重要となってくる．

　当院（神戸市立医療センター）では週に1〜3回（ICUは毎日），病棟のカンファレンスを行っている．リハ専門職や医療ソーシャルワーカー，薬剤師も参加しリハの状況を多職種で共有する機会を設けている．このとき重要なポイントは2つある．1つめは，<u>患者がリハ中にできていることを共有する</u>ことである．リハ中には歩いているにもかかわらず，その他の生活はベッド上または車いすとなる患者も少なくない．歩行の注意点を伝えるなどして病棟でリハの成果を発揮してもらうことが重要である．2つめは，<u>リハ中に支障となっていることを共有する</u>ことである．積極的にリハが必要な患者だが，疼痛・バイタルサイン・精神状態などの問題によりリハが進まない状況に陥ることも多い．リハ専門職だけで解決しようとせず，さまざまな職種へのサポートの依頼が重要である．

　情報を共有する工夫として，病態が安定した段階でもベッドサイドでリハを行い看護師の見える範囲で実施する，院内で使用できる動画撮影端末とソフトを使用し，どの職種もカルテ上で患者のリハの現状を閲覧できる，などの取り組みを行うとよい．

3 退院・転院の時期の具体的アプローチ

　概ね病態の把握ができ，治療を終えたものの身体機能はまだ回復途中のことが多い時期である．しかし，在院日数短縮の影響で，医療ソーシャルワーカーは患者のために次の病院・施設とさまざまな調整をしている．現状のADLから考えて自宅退院が困難になると予想されれば，可及的速や

入院時期ごとの目標とポイント

	患者の状態	具体的なアプローチやポイント
入院初期	・日々症状が変動するため観察・評価が重要 ・常に予断を許さない	**主治医とともに訪室する** ・現病歴の確認をする ・今後のリハの方針を調整する ・病態の注意点や治療方針を共有する
入院初期 (ICU患者)		**毎朝主治医や看護師と患者の状態を確認する** ・必ず介入前に看護師に直前の状態を確認する
入院中期	病態は徐々に安定してくるものの，複合疾患の患者も多いためリスク管理の徹底が必要	**リハ中にできていることや支障となっていることを多職種で共有する** ・病態が安定してもベッドサイドでのリハは行う ・他職種もカルテ上でリハ内容を閲覧できるようにする
退院・転院の時期		**転院時は患者の初期状況，行っていた介入，直近の状況，リスク管理を次の施設に伝える** **転院・退院直前はカンファレンスを設け，改善点やよかった点を話し合う**

かに転院の調整をしてもらうように医療ソーシャルワーカーに相談する．リハ専門職は入院した初期の状況・行っていた介入・直近の状況は必ず，次の施設に申し送りをするようにする．転院・退院間近になった段階で，主治医とより注意すべきだった点・よかった点を話し合い，今後の患者によりよいリハを提供するにはどうすべきか反省するカンファレンスを実施することもある．

4 目標の修正

　前述したアプローチは，患者によってはさまざまな対応が必要になる場合もあれば，特別な対応はほとんど必要としない場合もある．治療に難渋したり，入院中のリハのみでは不十分でADLの改善に限界があったり，患者と家族の間で意見がまとまらず方針が右往左往したりする患者の場合はやはり多職種で話し合う場面が多くなる．何度も話し合い，計画を立て，実行して，再度結果について評価する．このようなPDCAサイクル（LECTURE 11-2）をチームで続けることが目標達成のために重要である．

（岩田健太郎・篠田 琢）

在宅医療における多職種連携のポイント

OT
国試出題

POINT

在宅医療は多職種連携医療を最も活かすことができるフィールドである．そのためには，医療・介護職の相互リスペクトが重要である．

1 地域包括ケアシステムの中の在宅医療

　わが国では，超高齢社会への突入，多死社会の到来，医療経済状況の悪化といった背景から在宅医療が注目されている．厚生労働省が，"可能な限り住み慣れた地域で，自分らしい暮らしを人生の最期まで続けることができるよう，地域の包括的な支援・サービス提供体制（**地域包括ケアシステム**）の構築を推進する"[1]と謳ったことで，各種施設を含む在宅医療は地域包括ケアの中心に位置し，大きな比重を占めている．

2 現場で医療と介護は分けられない

　現在，在宅医療の対象となるのは，全身状態が安定している慢性期の患者で，何らかの理由（寝たきり状態，医療機関へのアクセスが限られているなど）で通院が困難な患者と考えられ，多くは移動の障害をもった高齢者や認知症の患者が想定される．しかしながら今後は，終末期のがんなど，自宅での緩和ケアとそれに続く看取りを目指すケースが増えてくると考えられている．急性期医療におけるがんリハにおいても，在宅復帰を目指す患者が対象となっており，リハ専門職の役割が重要である．

　多くの患者（利用者）が関係するであろう，"医療"と"介護"は，制度や関連法規，職種も明確に分かれており，システムが異なるのは明らかではあるが，<u>在宅医療の現場では，その境を明確にできない</u>ことも多い．

3 情報の宝庫である在宅医療において他職種との相互リスペクトが鍵になる

　在宅医療と急性期医療（入院医療）の最も大きな違いは，<u>在宅医療では生活の場で医療や介護を行う</u>ことである（**表**）．急性期医療でも患者中心医療を目指してさまざまな工夫がされているが，基本的には患者が病院のハードやシステムに合わせることを前提としている．病状にもよるが，在宅医療においては，在院日数が限られる急性期医療に比べて，リハに十分な期間をかけることが可能である．結果として患者のそれまでの人生，家族（亡くなった人も含めて），宗教，価値観など，患者の人生に影響するさまざまな情報を得ることができるし，得なければならない．急性期医療に比べて，より1人の人間としての患者に向き合うことになり，医療・介護者にとって，やりがいにもストレスにもなることを認識する必要がある．

　特に在宅医療においては，患者に関する情報共有，訪問時の疾患や体調に関するコミュニケーションに加えて，世間話や家族などを通してのコミュニケーション，そして，リーダーシップが多職種連携のポイントとなる．その大前提として，ともに患者・家族の幸せを目指す仲間であるという，医療・介護職としての<u>相互リスペクト</u>が最も重要である（**図**）．

在宅医療と多職種連携医療

表　在宅医療と急性期医療の違い

	在宅医療	急性期医療（入院医療）
食　事	タイミング・食事時間はある程度自由	病院の決められた時間
服　装	普段着・パジャマなど	多くが病衣
周囲の環境	多様 （好きな本，レコード，写真，表彰状，家族や先祖の写真，広さ，和室か洋室か，寒暖，トイレまでの距離，広さetc）	基本的に均一 （個室か大部屋か）
かかわる期間	疾患や症状によるが，数か月〜年単位となることも	2〜3週間程度
治療（療養）目標	終末期をも考慮した生活の目標が必要	まずは安定して退院を目指す
多職種コミュニケーション	同時に顔を合わせるのは困難	施設内で可能
リーダーシップ	リハ専門職を含めたすべての職種に対して状況と目標に応じたリーダーシップが求められる	医師主導が多い
情報共有	多職種，ケア会議，伝言ノート，SNS（患者家族の同意を得たうえで，個人情報に配慮する）など	電子カルテ，リハカンファレンスなど

図　在宅医療での多職種連携に必要なもの

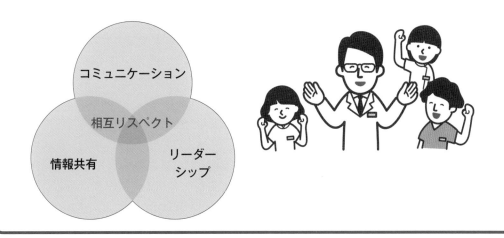

（安井浩樹）

LECTURE 14-2 主な関係職種

POINT

在宅医療には，医療・介護・行政などさまざまな職種がかかわる．しかし，既存職種で対応困難なときは，状況に応じ領域を広げ隙間を埋める必要がある．

在宅医療における主な関係職種についてまとめる．

総合医・家庭医：循環器，消化器，呼吸器などの臓器別専門ではなく，総合的に患者を診療する医師である．一般的に，プライマリ・ケア医，かかりつけ医などとよばれる．在宅医療の患者は，高齢化に伴い複数臓器の疾患をもっているケースが多く（たとえば，糖尿病と胃炎，関節リウマチと認知症など），特定の臓器別診療にとらわれない医師が求められている．また，患者のみならず家族や地域全体を含めてみることも必要である．

訪問看護師：訪問看護ステーションの活動を通して，医療（点滴，呼吸管理，酸素投与，褥瘡の管理，医師への連絡など）から介護ケア（排泄ケア，食事のケアなど），心理的なケアまで，幅広く行う．近年は，看護師の特定行為研修や診療看護師（ナースプラクティショナー）養成※を通して，医師のプライマリ・ケアに関する領域にも活動範囲を広げている[2, 3]．

薬剤師：医師より処方された薬剤を調剤し，自宅に届けることもある．在宅医療現場では今後，血圧測定，酸素飽和度測定，血糖測定，身体診察などを通じた患者のモニタとそれらの情報提供も求められている．高齢者は投薬の数・種類も多くなりがちであるため（ポリファーマシー），処方内容の変更の提言（処方提案），不明点の照会（疑義照会），そして医療過誤の予防（プレアボイド）など，在宅医療現場でのさらなる活躍が期待されている．

リハ専門職（PT，OT，ST）：在宅医療現場では，急性期医療からのリハの継続や，廃用予防，生活機能維持，栄養評価，嚥下訓練など，リハ専門職に求められる期待は大きい．しかし，海外でみられるようなリハ専門職独自での活動（訪問リハステーション，あるいはリハクリニックなど）はわが国の制度上困難で，現時点では訪問看護ステーションに所属する形での活動が行われており，今後の課題である．

ケアマネジャー：介護保険制度において，利用者の状況や介護度などから適切な介護サービスの割り振りやマネジメントをする．介護保険制度のキーパーソンであり，患者や家族の現状や目標をしっかり評価し，そのニーズに合ったケアプランを作る能力が重要である．単に施設を紹介し，介護サービスを割り振ればいいというわけではない．

介護職，介護士：ヘルパーといわれる職種である．衣食住や排泄のケアなど，患者の日常生活をサポートするのが主な役割である．患者に接する機会も多く，患者情報だけでなく他のスタッフの仕事ぶりや家族やスタッフの人間関係などの情報をもっていることがあり，ときに患者の医療・ケアの改善に有用な情報である可能性がある．

民生委員：民生委員法による非常勤の地方公務員である（無報酬）．地域の障害者やその家族と行政をつないだり，相談に乗ったりする．児童委員も兼ねることが多い．

行政・保健師：保健所，保健センターなど（地域によって異なる）での疾病予防活動や，禁煙推進活動，障害者，高齢者の訪問などを行っている．

多職種による在宅医療の実際

在宅医療でのリハ中に知った「実は患者さんが…」を誰に相談しますか？

どの職種に相談しますか

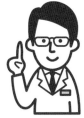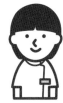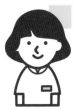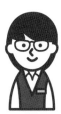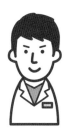

実は薬を飲まずに捨てている	➡ 薬剤師，訪問看護師，主治医など
妻が小遣いをくれない	➡ 訪問看護師，保健師，民生委員，主治医など
病院の送迎に，息子を呼び出すのが申し訳ない	➡ ケアマネジャー，医療ソーシャルワーカー，自治体福祉窓口
なかなか夜寝られない	➡ 訪問看護師，主治医など
急に熱が出てきた	➡ 訪問看護師，主治医など
足元マットで足をひっかけた	➡ 理学療法士，訪問看護師，ケアマネジャー
ポータブルトイレへの移乗が不安定	➡ 理学療法士，訪問看護師
書道が趣味だったことを知った	➡ 作業療法士
介助ではなく，自分の手で食べたいと訴えた	➡ 作業療法士，栄養士，訪問看護師，ヘルパーなど
遺産のことで，家族がもめないか心配	➡ 医療ソーシャルワーカー，司法書士など
死んだ後のことが気がかり	➡ 医療ソーシャルワーカー，自治体福祉窓口
踵に褥瘡を発見した	➡ 訪問看護師，主治医，栄養士など
嚥下機能低下で胃瘻経管栄養中．（家族からの訴え）カボチャのポタージュが好物だったので，試してみたい	➡ 言語聴覚士，主治医，訪問看護師など

　その他の職種：歯科医師，栄養士，介護用品業者，介護タクシーなど，患者や家族の生活にかかわる職種は，在宅医療にかかわる可能性がある．

※　特定行為にかかる看護師の研修制度．保健師助産師看護師法に位置付けられた研修制度で，2015年から開始された．気管カニューレやペースメーカの管理，一部薬剤の臨時投与などを，あらかじめ用意された手順書に沿って，看護師の判断で行うものである．ナースプラクティショナーは，主に米国などで制度化されており，わが国では診療看護師として，一部の看護系大学院で養成が進められている．特定行為の全項目に加えて，臨床推論，判断を行い，手術室における術中・術後の呼吸循環，輸液管理などを行っている．地域医療，在宅医療現場での活躍が期待されている．

（安井浩樹）

LECTURE 14-3 目標の共有と役割の分担

POINT

患者の人生や家族の生活にとっての目標を明らかにし，具体化したうえで，多職種で共有することが重要である．

在宅において多職種連携が功を奏した症例を紹介する．

症例は，80代後半の女性．千春さん（仮名）．とあるケアマネジャーからの紹介で，訪問診療を依頼された．重度難聴の夫（90歳）と二人暮らし．昔は大きな家に住んでいたが，何度か引っ越しを繰り返し，2年前から公団住宅の14階の部屋で暮らし始める．エレベーターは13階までしか止まらないため階段を上がる必要がある．部屋を訪れるとそこはゴミ屋敷で，調理した形跡はあるが，何日前のものかわからない．異臭のする部屋を踏み分けると，奥にベッドがある．ベッドの上には，大変失礼ながら，人間というよりは不気味に不随運動と奇声を発する"物体"があった．当初病名は認知症と聞いていたが，何らかの神経変性疾患や精神疾患もありそうである．しかし，今までかかった病院からはすでに見放されており，夫が病院から千春さんを連れ出してそれきりとのこと．薬を確認すると，何年前に処方されたかわからない便秘薬が数袋あるだけだった．ほとんど医療は行われずに，糞尿にまみれている状態であった．

訪問診療医として何を求められているのか？　診断，治療，それとも…？　ケアマネジャー，訪問看護師と相談し，最初の目標を，「訪問診療も含め，1日1回はおむつ交換できる体制を作る」こととした．訪問時には，夫とのコミュニケーション（主に傾聴）を心がけ，関係性の構築を行った．さらに，各職種による医療やケアに加えて部屋の掃除や片付けも手伝うことにより，少しずつではあるが，生活空間が整備されていった．また，十分とはいえないが，週末の排泄物処理にも夫の協力が得られるようになり，一定の清潔を維持できるようになった．そうこうするうちに2か月がたち，心なしか少しずつ部屋も片づいて，窓を開ければ息はできるようになってきた．

ある日，ふとタンスの上をみると，そこにかつてのご夫婦の写真があった．何かのパーティーらしく，丸テーブルの前で，千春さんの肩に手を置く夫の姿があった．目の前の二人からは想像できない姿だが，わずか数年前の写真であった．この間にどのような症状があり生活が変わり果てたのか，コミュニケーション困難な千春さんからは聞く術もないが，そのころは，地下鉄に乗って二人でデパートまで洋服を買いに出かけていたことを夫がポツリとつぶやいた．実際，タグのついた新品の女性物の洋服がたくさん残されていた．

その後，担当者会議を実施した．さすがに地下鉄に乗るのはハードルが高かったが，「車いすで家から出る」という2つめの目標を立てることになった．まずは，車いすへの移乗と座位の保持を，各職種が訪問するたびに可能な限り行った．当初は抵抗（もしくは不随意運動）していたが，だんだん力が抜けて協力的になり，車いすでの短時間の座位が可能となった．次の関門は，狭く段差の多い階段でエレベーターのある13階までワンフロア降りることである．勾配も急で，車いすで降りることも担いで降ろすことも現実的ではなかった．しかし，理学療法士から「車輪径の大きな車いすが用意できれば，段数の多い階段ならゆっくり降ろせるかもしれない」と提案があった．医師も看護師も，車いすの車輪の大きさなど考えたこともなかった．たしかに，小さな段差に小さな車

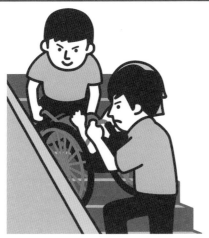

図①　大きな車輪の車いすでの狭く急な階段からの脱出

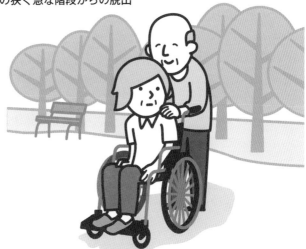

図②　公園を散歩する千春さんと夫

> 多職種が協働して同じ目標をもつことが，糞尿にまみれた狭いベッドからの脱出を実現させ，新緑の屋外で夫とともに初夏の空気の中で静かに佇むという，ささやかな奇跡につながったのである．

輪は引っかかるが，大きな車輪なら引っかからずに滑らせることができる．その後，車輪径の大きな車いすを用意して，14階からの"脱出"を敢行した（**図①**）．無事に脱出計画が成功し，初夏の匂う団地の公園には，車いすに座る千春さんと，嬉しそうに彼女の車いすを押す夫の姿があった（**図②**）．

　次に，3つめの目標として「14階から（エレベーターの止まる）3階へ引っ越す」を掲げ，行政，社会福祉関係のスタッフの協力を仰いで，財産や後見人の手続き，公団住宅との交渉などをしてもらい実現させた．その後，自力での生活は困難となり，ほどなくして夫婦で特別養護老人施設に移ることになったが，医療からも介護からも孤立した老老介護夫婦にとっては，いくつかの奇跡が起きた1年であった．

　多職種が協働して，同じ目標をもつことがささやかな奇跡を起こしたのである．

（安井浩樹）

LECTURE 14−4 目標達成のための具体的展開

POINT

目標達成までの方法の具体化には，患者・家族の情報や気持ちを見て，知って，感じることが重要である．リハ専門職はそれらの情報に一番近い職種かもしれない．

1 患者を見る，知る，感じる

　在宅医療で出会う患者とその家族は，実にさまざまである．大きな家や小さな家，裕福な家や貧しい家もある．過去に大成功を収めて家族と離れてひっそり暮らす老人もいれば，ささやかな人生を送ってきたであろう老人もいる．しかし，それらの違いにかかわらず，**すべての人びとはあなたが担当したその瞬間から幸せになる資格があり**，あなたには医療職，介護職としてそれをサポートする義務がある．その人にとっての幸せとは何か，笑顔でいられることとは何か，ホッとしていられるのはどんな瞬間か，ワクワクするものは何かを見極め，知って，感じるところから始める必要がある．患者によっては，「人生なんてどうでもいい，目標なんていらない」という人も少なくはない．むしろ多いかもしれない．だからこそ，ささやかではあるが素敵な目標を提案してみよう．そして，その目標を患者が否定しなかったり，少し目が輝いたり，少し微笑んだりしたとき，そのちょっとしたサインを見逃すことなく，行動に移そう．

2 家族を見る，知る，感じる

　とはいえ，患者の希望を叶えるためには**家族の協力は不可欠**である．患者が希望しても，家族が希望しない場合もある．もちろん，その逆もあるであろうし，真っ向から対立する場合もあるかもしれない．そんなときこそ，どうして希望するのか，あるいは希望しないのかを考えなければならない．患者が家族への負担を気にしているかもしれないし，以前のチャレンジで何かトラブルがあったのかもしれない．

3 目標を設定し他職種と共有する

　そうしたことにも配慮したうえであれば，その目標をぜひ多（他）職種と共有してみよう．多職種によるケアカンファレンスが理想であるが，すぐに開催することが難しければ，電話やメールでもよい．他のスタッフから「そんなことは無理」と言われるかもしれないが，そのときこそ，医療者・介護者としての能力と情熱，人間力が試されるのである．「どうしてもこの患者さん，家族にこうしてあげたい」という情熱があったときには，必ず協力者がでてくるものである．全員に反対されることがあれば，それはその目標というより，あなた自身に問題があるかもしれない．自分を振り返るチャンス到来である．

4 プロセス・役割の検討とリーダーシップ

　目標達成のための，プロセスと役割を検討しよう．どの職種が情報をもっているか．病気に関す

目標達成のための具体的展開

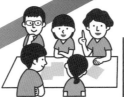
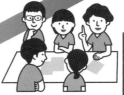
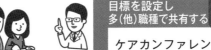

プロセス・役割の検討とリーダーシップ

各職種の専門性を理解し，自分にできること，自分がすべきことを状況に応じて判断する

患者とその家族のためになる「リーダーシップ」を各職種が発揮する

目標を設定し多(他)職種で共有する

ケアカンファレンスの開催，電話やメールなどで他職種と目標を共有する

●患者の希望とそれに対する家族の反応は？

患者のために情熱をもち，目標達成のために他職種に協力を仰ぐ

家族を見る，知る，感じる

●患者の希望とそれに対する家族の反応は？
●家族の負担は？
●以前にチャレンジした？

患者の希望を叶えるためには家族の協力が不可欠

患者を見る，知る，感じる

●患者にとっての幸せとは？
●患者がワクワクすることは？
●患者が笑顔でいられることは？

患者のちょっとしたサインを見逃さず行動に移す

ることなら医師かもしれないし，薬については薬剤師であろう．排泄や褥瘡に関しては看護師が得意かもしれないし，施設については医療ソーシャルワーカーかもしれない．そして，歩行や手作業，嚥下や会話については，リハ専門職が積極的にかかわらなくてはいけない．たとえば，患者が「小学校のときに食べた駄菓子屋のまんじゅうの味をもう一度味わいたい」と言ったら，誰に協力を求めるであろうか．状況に応じて，先頭に立ったり，フォローに回ったり，ときには直接的には役に立てないかもしれない．しかし，それは患者とその家族の目標のために「何もしない」という立派なリーダーシップなのである．

（安井浩樹）

LECTURE2-1　コミュニケーションの本質（相互作用, 受容, 共感）(p16)

2人以上の話し手と聴き手の間で，言葉がやりとりされることで，お互いが共通の知識や感情をもつこと	コミュニケーション
★話し手と聴き手が交代しながら発話という行為で互いに相手に働きかける作用	コミュニケーションの相互作用
相手の発話内容を受け入れること	受容
相手の発話に対し同じ感情をもつこと	共感

LECTURE2-2　コミュニケーションの目的 (p18)

★何らかの目的を果たすために行うコミュニケーション	道具的コミュニケーション
道具的コミュニケーションの目的例	生存，協同，環境監視
★コミュニケーションをとることを目的とするコミュニケーション	表出的コミュニケーション
特定の他者に，意図的に自分に関する情報を言葉で伝える行為	自己開示
自己開示の3つの機能	①感情表出，②社会的妥当化，③二者関係の発展

LECTURE2-3　コミュニケーションの構成要素 (p20)

★言葉以外の身振り手振り，顔の表情で行うコミュニケーション	ノンバーバル・コミュニケーション
★言語によるコミュニケーション	バーバル・コミュニケーション
言語の種類	①音声言語，②文字言語
同じ空間・時間で音声言語によって話すコミュニケーション	対面コミュニケーション
電話など話し手同士が離れた空間で行うコミュニケーション	遠隔コミュニケーション
情報の発信と受信が同じ時間に行われないコミュニケーション	非同期のコミュニケーション
情報の発信と受信が同じ時間に行われるコミュニケーション	同期のコミュニケーション

LECTURE2-4　コミュニケーションによる情報共有と意思確認・決定 (p22)

会社などの組織のなかで行われるコミュニケーション	組織コミュニケーション
★ピラミッド型の組織で重視される組織コミュニケーション	報告・連絡・相談
★近年組織コミュニケーションのなかで重視されている手法	
①メンバーが自ら考え行動するように「育てる」こと	コーチング
②会議など職場のコミュニケーションを活性化させること	ファシリテーション

LECTURE3-1	**意思決定の支援** (p24)

ある目標を達成するために複数の手段を検討し，そのなかの1つを選んで行動を決定すること	意思決定
★患者の意思決定プロセス	①十分な情報の理解，②自分の置かれた状況の把握，③価値観の尊重，④選択の表明

LECTURE3-2	**傾聴力** (p26)

★患者に興味と旺盛な関心をもって"教えてください"という姿勢をとること	Not-Knowing（無知の姿勢）
外見や態度から「優しそうな人」などと瞬時に観察すること	第一印象
傾聴スキル	①アイコンタクト，②前傾姿勢，③相づち
相手の話を聞きながら自分の価値観などを当てはめること	ブロッキング
ブロッキングを外す方法	先入観や偏見を捨てて相手の感情・気持ちに焦点を当てる

LECTURE3-3	**説得する力** (p28)

コミュニケーションによって，受け手の自発性を尊重しながら送り手の意図する方向に受けて意見，態度，行動を変化させること	説得
説得の3要素	①信憑性，②感情，③論理
★相手に納得してもらいたいことを「Why」「How」「What」の順で伝え，相手から共感を得るテクニック	ゴールデンサークル理論

LECTURE3-4	**人間関係を発展させる力** (p30)

★ペプロウの人間関係における役割	①未知の人，②友人，③治療者，④代理人
★人間関係発展のためのアプローチ	
①「自分を知る」ために行うこと	自分の精神・身体状況の確認
②「相手を観察する」ために行うこと	体調だけでなく表情や仕草など非言語メッセージの観察
③「相手を理解する」ために行うこと	心に焦点を当てた質問・共感・傾聴
④「本質を見抜く」ために行うこと	患者の言葉・行動の背景にある意味を考える

LECTURE4-1　ことばとコミュニケーション (p32)

★言語の種類	音声言語，文字言語
★人間が発声発語器官（声帯，舌，口唇など）をすばやく精確に動かすことによって作り出す音	ことば
ことばの利点・難点	利点：聞き手の聴覚によってとらえられ即座に意味を伝えられる 難点：録音でもしないかぎり"音"自体はすぐに消えるため保存，記録，継承が難しい

LECTURE4-2　ことばの働き (p34)

★ことばの働き	伝達機能，思考機能，行動調整機能
★ことばは話し手の意図に比べ限定的で曖昧であり，「ことばにできない」部分が残り話し手の意図を100％相手に伝えることはできないこと	ことばによる意味伝達の限界
情報を精確に誤解なく伝えるうえで明らかにすべきこと	①客観的情報（事実や実測値）とそれ以外の情報（解釈や感情） ②いつの情報か（日付，時間） ③どのような方法で得られた情報か（測定・検査・実験の結果，話し手が直接見聞きした，伝聞）

LECTURE4-3　言語コミュニケーションの要素 (p36)

★言語コミュニケーションを構成する要素	①送り手（誰が），②メッセージ（何を），③チャンネル（どのような経路で），④受け手（誰に伝え），⑤効果（どのような効果が生じたか）
送り手がメッセージを伝えるうえで注意すること	受け手の記号表に配慮し，難解な用語や専門用語を避ける

LECTURE4-4　敬語・謙譲表現 (p38)

★敬語の種類	尊敬語，謙譲語，丁寧語，美化語
敬語・謙譲表現の使用で配慮すべきこと	上下関係，親疎関係，状況の公式性，話題の重大性

LECTURE5-1 なぜノンバーバル・コミュニケーションを学ぶのか (p40)

★ノンバーバル・コミュニケーションの種類

①体型，格好，容姿，体毛，肌の色，衣服，アクセサリーなど	外見
②姿勢，仕草，立ち居振る舞い，癖など	動き
③顔の向き，目の動き，アイ・コンタクトなど	表情
④その高さ，大きさ，速度，抑揚，間，なまり，沈黙など	声
⑤相手との距離，居心地，アウェイとホームなど	空間
⑥撫でる，なめる，手をつなぐ，キスする，愛撫するなど	接触
⑦信号，保護色，体臭，口臭，生活臭など	色と匂い

LECTURE5-2 五感を活用する (p42)

★五感とは	視覚，聴覚，嗅覚，触覚，味覚
フローレンス・ナイチンゲールは，看護師がせかせか音を立てて立ち働くと患者はどうなると語ったか	なぜかわからないがおびえてしまう

LECTURE5-3 感情の表現 (p44)

★2種類の笑い

①嬉しいときにみられる，目じりに小じわが寄る笑い	本能的な笑い
②接客業などの人にみられる，目じりにじわが寄らない笑い	社交的な笑い

LECTURE5-4 言葉だけでは足りない (p46)

★会話をするときは相手の顔のどの部分でゆっくりと視線を動かすとよいか	社交ゾーン
社交ゾーンとはどこをさすか	相手の両目と口を結んだ三角形の部分
「心の目」で自分の後ろ姿を見て美しい背中を作る心がけ	目前心後
★低い声は相手をどうさせるか	落ち着かせる
★高い声は相手をどうさせるか	興奮させる

LECTURE6-1　質　問 (p48)

★★5W1Hで質問する方法	オープン・クエスチョン
★★「はい」「いいえ」で答えられる質問の方法	クローズド・クエスチョン
★★オープン・クエスチョンの利点	①答え方が自由なので想定外の意見や情報を聞き出せる ②思考や感情などの自己表現を促せる ③会話を発展させやすい
オープン・クエスチョンの欠点	自己表現が苦手な人には苦痛となる
クローズド・クエスチョンの利点	肯定か否定かを明確にできる
クローズド・クエスチョンの欠点	①定型な応答のため自由な意見を聞くことができない ②多用すると尋問のようになる ③情報が断片的になりやすい
質問する人が質問される人に具体的な尺度を提示して質問する方法 (例：痛みの度合い)	スケーリング・クエスチョン
面接の最後などに「何か言い足りないことはありませんか?」と補足質問する手法	ドアノブ・クエスチョン
ドアノブ・クエスチョンの利点	①対象者の意志決定を尊重していると示すことができる ②最後の最後に本音を聞き出すことができる

LECTURE6-2　うなづき・あいづち (p50)

★あいづち (相槌) の意味	絶妙な間合いで，言語的・非言語的手段にて相互確認する
★★誤解を与えにくいあいづち	肯定的なあいづち (その通りですね，私もそう思います)
相手を不快にさせる可能性があるあいづち	不遜な態度で頻用する中間的なあいづち (はいはい，なるほど)
★相手が話した内容を少し言い換えて返事する方法	繰り返し (反復) 手法

LECTURE6-3	**明確化** (p52)
★相手が言葉に詰まっているときに，相手の感情や伝えたいことを言い換えて相互の共通認識を整理すること	明確化
沈黙が続く傾向がある対象者	コミュニケーション障害を伴っている場合，無気力・うつ状態の場合
沈黙が続く場合にすべきこと	共感的態度で待つ
沈黙が続く際に明確化するかどうかを見極めるポイント	対象者が明らかに表現に困り，思考が廻らず沈黙しているかどうか
★★対象者の不安を掻き立てないように明確化する方法	共感的なことばを用いる

LECTURE6-4	**要 約** (p54)
★対象者の話の要点をまとめ，聴き手の理解と乖離がないかを確認して正しく情報を共有すること	要 約
要約のポイント	①相手の伝えたいこと・言いたいことが何か整理しながら聴く ②話のなかによく出現する語をマークする ③簡潔に短くまとめる ④論点と関係ない内容には触れない
★要約の手順	①対象者が何を期待しているかを察して感情を確認する ②具体的な提案をする ③今後が見通せるようなプランを一緒に決める ④簡潔に要約し，それが対象者の意図と合致しているか確認する ⑤合致していないときは修正する

LECTURE7-1 ## 対象者の特性理解 (p56)

★コミュニケーションスタイルのタイプ分け

①自己主張が強く感情表出が低い	コントローラー
②自己主張が強く感情表出が高い	プロモーター
③自己主張が弱く感情表出が低い	アナライザー
④自己主張が弱く感情表出が高い	サポーター

LECTURE7-2 ## 患者（利用者）への伝え方 (p58)

★こちらの話を相手に伝えたいときはまずどうすべきか	関心をもって相手の話を聞く
相手の話を聞く際の大切な態度	傾聴と承認
相手のやる気や行動を引き出すためには，傾聴と承認に加えて何をできるとよいか	質問
Kleimanによれば，患者は病気や障害を個人的経験としてだけでなく何の影響を受けて解釈しているか	文化や属する集団

LECTURE7-3 ## 家族への伝え方 (p60)

★★患者家族と信頼関係を築くために必要なこと	傾聴・承認・質問による対話
患者家族にはどのように，何を伝えるよう心がければよいか	平易な言葉で，相手が知りたいことを伝える
患者家族に確実に伝えるにはどうすればよいか	対話を意識して「この説明でわかりやすいか」と繰り返し尋ねる
★相手の主体性を促進する対話的なコミュニケーション	コーチング
★求める成果を達成するまで，自分の意思で行動しようとする意識をさし，「説明責任」と訳される用語	アカウンタビリティ

LECTURE7-4 ## 多（他）職種への伝え方 (p62)

その支援がなければ事業が存続できないような利害関係者	ステークホルダー
★多職種協働における会議で議論する際に焦点を当てるべきこと	チームの目標にとって何が最善か
医療安全の向上に寄与するコミュニケーションスキルとは	提案・要望

| LECTURE8-1 | **面接の目的と範囲** (p64) |

2人以上の対話のなかで行う情報収集と評価	面接 (interview)
面接を効果的に行うために重要な要素	目的の明確化，目的に見合う方法の選択，信頼関係の確立
★面接で行う情報収集の具体例	主訴，症状，生活歴，既往症，希望など
面接で行う評価の具体例	認知・理解能力，情緒機能，意思決定の形成・表出能力など

| LECTURE8-2 | **医療面接の基本要素** (p66) |

面接の場の設定方法	
①公式性	正式な場，非公式な場
②物理的環境	部屋の広さ，色調，レイアウトなど
★★面接者に求められる基本的なスキル	対象者に寄り添おうとする姿勢，傾聴と共感，会話を促すスキル，観察による気づきと解釈

| LECTURE8-3 | **初回面接の流れ** (p68) |

初回面接の準備に必要なこと	①場所と時間の設定，②面接のレイアウト，③身だしなみや必要な用具の準備
初回面接の流れ	導入→主訴→現病歴→解釈モデル→既往・生活歴→まとめ

| LECTURE8-4 | **リハ専門職が行う面接の特徴と展開** (p70) |

★リハ専門職が行う面接の特徴	①先行して医師による面接があり，リハ専門職が狭義の初回面接を行うことは少ない ②言語聴覚士は個室で，理学療法士・作業療法士はオープンスペースで実施することが多い ③問診と観察・検査測定を並行して行うことが多い
リハの過程で行われる面接の主な目的	①初期・導入面接，②生活歴の場と目標の決定，③補装具・生活支援機器の選定

LECTURE9-1 多職種連携が求められる背景 (p72)

★多職種の専門家が連携して，保健・医療・福祉の現場において，患者や支援対象者のケアの質や幸福感の向上のために協働すること	多職種連携
多職種連携が求められるようになった背景	①患者・支援者対象者中心の考え方，②医療費の増加，③専門職の細分化

LECTURE9-2 多職種連携の目的 (p74)

多職種連携の目的	①患者・支援対象者中心の治療とケア，②地域社会で患者を見守る，③高齢化に伴う医療費・介護費の削減

LECTURE9-3 他職種を理解する (p76)

★患者の支援のために役立てられる金銭，人間，組織，場所などの総称	資源（リソース）
患者の問題や支援資源の把握，今後の見通しなどについて複数の専門職が集まって検討すること	支援ミーティング
支援ミーティングで各専門性からの考えをすり合わせるにあたり理解しておくべきこと	自分の職種および他職種の役割と限界

LECTURE9-4 医療職の専門性とは (p78)

★★専門的な知識・技能・態度を習得し国家試験に合格した者だけが特定の業務を行うこと	業務独占
★★専門的な知識・技能・態度を習得し国家試験に合格した者だけが特定の職名を名乗ること	名称独占
★医療職が業務上知り得た人の秘密を正当な理由なく漏らしたらどうなるか	刑事罰や資格の停止処分を受けることがある
多職種連携を行うための能力	多職種連携コンピテンシー

LECTURE10-1 リーダーシップとは (p80)

★組織 (集団) の目的・目標の達成にメンバーが積極的に取り組み，期待される結果を出すように影響を与えること	リーダーシップ
★リーダーのもつパワー	
①リーダーの命令や要求に従わないと報酬に影響が出ることによる力	報酬的パワー
②リーダーの命令や指示に従わないと懲戒・解雇されることによる力	強制的パワー
③リーダーに知識・情報があり尊敬できることによる力	専門的パワー
④いわゆる「肩書き」の影響力・権限による力	合法的パワー
⑤人として好きである，信頼していることによる力	人間的パワー

LECTURE10-2 メンバーシップとは (p82)

★自らの役割に責任をもち，リーダーや他のメンバーを信頼し，組織目標達成のために能力を発揮すること	メンバーシップ
仕事に対する4つの志向	
①給料がよい，失業の心配がないなど	待遇志向
②残業が少ない，あまり責任がないなど	ゆとり志向
③職場の人間関係がよい，仕事が社会のためになるなど	自己拡大志向
④やりがいがある，権限や責任が大きいなど	自己啓発志向

LECTURE10-3 意思決定能力 (p84)

合理的意思決定のプロセス	①問題の認識，②意思決定能力の判断基準の特定，③判断基準を秤にかける，④代替案を考える，⑤それぞれの案を判断基準に照らして評点をつける，⑥最適な意思決定を見積もる

LECTURE10-4 問題解決能力 (p86)

★問題解決に必要な能力	①問題発見能力，②原因分析脳梁，③問題解決能力 (対策立案能力)

LECTURE11-1　チームビルディング (p88)

★組織目標達成のために仕事の分担，責任の所在，指示・命令系統および協力関係を明確にし，組織構造を設計すること	チームビルディング
チームビルディングの4場面	①会議・研修・ワークショップ，②プロジェクト，③定常組織，④委員会組織

LECTURE11-2　目標の共有 (p90)

★組織目標達成の4つの要件	①優れたリーダーの存在，②チーム目標・目的の明確化，③目標・目的に向かって一致団結する，④成果・情報の共有化
計画・実行・評価・改善のサイクルで回すフレームワーク	PDCAサイクル

LECTURE11-3　役割分担 (p92)

組織における役割分担はどのように設計されるか	組織目標を明確にし，組織構造に従って設計される
事業計画の達成のために，誰をどこに配置するかを決めること	人員配置
ある人員の能力・適性・経験と，あるポジションに必要な能力・技術などが合うように配置すること	適材適所

LECTURE11-4　リスクマネジメント (p94)

★危機管理の考え方の1つ「ダリトメソッド」とは

①被害の拡大を最小現にとどめる	ダメージコントロール
②危機の事前予測と事後の対応，情報の収集・分析，保険の検討など	リスク・マネジメント
③日常の小規模トラブルの予測と早期解決	トラブルシューティング

LECTURE12-1 　**多様性への対応** (p96)

★対象者が発する言葉が氷山の一角だとすると，水面下にはどのようなものが隠れているか	性別・年齢・生育環境・職種・文化など
対象者の多様性に対応するために必要なこと	①相手を心から尊重する，②傾聴する，③信頼関係を築く，④話す際に安全な場所を確保する

LECTURE12-2 　**ファシリテーション** (p98)

公平にメンバーの意見を引き出し，対話の場を活発化させ，チームの目標に向かってプロセスをデザインすること	ファシリテーション
対話を促進させる者	ファシリテーター
★ファシリテーションのスキル	①チームビルディング，②ブレインストーミング，③発散と収束，④目標確認と議論のベクトル管理
★ファシリテーションのステップ	①会話，②対話，③議論

LECTURE12-3 　**アサーション** (p100)

★自分の言いたいことを適切に自己主張できると同時に，相手の考えにも耳を傾けることができるコミュニケーション技法	アサーション
3つの自己表現タイプ	
①自分はOKだが相手はOKでない (他者否定的・支配的)	アグレッシブ型
②相手はOKだが自分はOKでない (自己否定的・服従的)	ノン・アサーティブ型
③自分も相手もOK (自他尊重)	アサーティブ型

LECTURE12-4 　**コンフリクトマネジメント** (p102)

衝突，葛藤，対立，軋轢	コンフリクト
★★コンフリクトマネジメントの方法	①対立する意見を明確にする，②どのような意見に基づいているか明確にする，③対立の原因を相手の立場や第三者の立場で考える，④双方に最善な方法を考える

LECTURE14-1	**在宅医療における多職種連携のポイント**(p112)

可能な限り住み慣れた地域で，自分らしい暮らしを人生の最期まで続けることができるよう構築される地域の包括的な支援・サービス提供体制	地域包括ケアシステム
★★入院医療と比べたときの在宅医療の最も大きな特徴	生活の場で医療や介護を行う点
★在宅医療における多職種連携のポイント	情報共有，コミュニケーション，リーダーシップ，相互リスペクト

LECTURE14-2	**主な関係職種（在宅医療）**(p114)

総合的に患者を診療する職種	総合医，家庭医（プライマリ・ケア医，かかりつけ医）
訪問看護ステーションを通して医療，介護ケア，心理的ケアなどを幅広く行う職種	訪問看護師
医師より処方された薬剤を調剤し自宅に届ける職種	薬剤師
訪問看護ステーションに所属しリハビリテーションを担当する職種	リハ専門職
★★介護サービスの割り振りやマネジメントをする職種	ケアマネジャー
ヘルパーとよばれ，衣食住や排泄のケアなどを行う職種	介護職，介護士
地域の障害者やその家族と行政をつないだり相談にのったりする地方公務員	民生委員

LECTURE14-4	**目標達成のための具体的展開（在宅医療）**(p118)

★★在宅医療における目標達成のための具体的展開（4段階）	①患者の情報や気持ちを見る・知る・感じる，②家族の情報や気持ちを見る・知る・感じる，③目標を設定し，他職種と共有する，④目標達成のプロセス・役割を検討する

PT・OT国家試験過去問題

p134～p138では，国家試験出題基準の内容に限定せず，本書で学んだ内容（コミュニケーション・多職種連を学ぶ前提となる内容，発展的内容）から広く関連する過去問題を掲載している

近年の出題傾向

過去5年間の出題数

毎年平均：
PT専門　0.8問
OT専門　2.4問

過去5年間

精神疾患患者への対応から3問→（CHAPTER3，7，8）

質問から2問→（CHATPTER6）

傾聴と共感から3問→（CHAPTER6，7，8）

理学療法士及び作業療法士法から1問→（CHAPTER9）

多職種連携から2問→（CHAPTER12，13）

訪問支援から3問→（CHAPTER14）

CHAPTER 3

被害妄想が持続し自宅に閉じこもることで安定している慢性期の統合失調症患者に対する訪問作業療法として適切な支援はどれか.

1. 外出の促し
2. 家事行為の指導
3. 近所づきあいの指導
4. 本人が困っていることの傾聴
5. 内服薬の種類についての話し合い

解答4

（51回・OT専門・午前50）　LECTURE 3-2

CHAPTER 6

問診で用いる質問の種類とその具体例の組合せで正しいのはどれか.

1. 閉じた質問〈クローズド・クエスチョン〉
　―「痛むのは膝内側ですか，外側ですか，それとも前ですか」
2. 開いた質問〈オープン・クエスチョン〉―「今日の具合はいかがですか」
3. 中立的質問〈ニュートラル・クエスチョン〉―「痛みはありますか」
4. 多項目の質問〈マルチプル・クエスチョン〉―「膝の痛みについて詳しく教えてください」
5. 焦点型質問〈フォーカスト・クエスチョン〉―「お名前を教えてください」

解答2

（53回・PT専門・午後50）　LECTURE 6-1

医療面接における自由質問法はどれか.

1. 「ご家族は何人ですか」
2. 「お名前を教えてください」
3. 「いつ頃から痛み出しましたか」
4. 「どのようなことでお困りですか」
5. 「痛いところは右ですか. 左ですか」

解答 4

（52回・PT専門・午前26） LECTURE 6-1

面接における傾聴的な態度はどれか.

1. 相づちを打つ.
2. 行動の理由を説明させる.
3. 事実関係を正確に確認する.
4. 患者の感情に焦点を当てない.
5. 話が途切れそうになったら新たな話題を提供する.

解答 1

（47回・専門基礎・午前81） LECTURE 6-2

70歳の女性. 上腕骨近位端骨折の治療後に肩関節拘縮を生じたために理学療法を開始した.
理学療法を開始した翌日に「昨夜は肩が痛くて眠れませんでした」と訴えた.
理学療法士の対応で共感的態度はどれか.

1. 「私の治療法が悪かったとお考えなのですか」
2. 「肩の炎症が痛みの原因であると考えられますね」
3. 「昨日が理学療法初日だったから痛かったのでしょう」
4. 「痛みで眠れないということは大変つらかったでしょうね」
5. 「痛み止めの薬を出してもらえるよう医師に相談しますね」

解答 4

（46回・PT専門・午前20） LECTURE 6-3

CHAPTER7

32歳の女性. 8歳の娘が担任の先生の勧めで1週前に精神科を受診し，注意欠如・多動性障害と診断を受けた. 放課後等デイサービスを利用することになり，作業療法士がこの女性と面接したところ「集中力が続かないし，物忘れもひどかったけど，まさか自分の子どもが障害児なんて思っておらずいつも叱っていた. お友達ともうまくいっていない状況が続いており，とても心配していた. これからどうしたら良いでしょうか」と話す.
この時の作業療法士の対応で最も適切なのはどれか.

1. 娘への不適切な対応を指摘する.
2. 障害の特徴について解説する.
3. 他の障害児の親に会わせる.
4. 障害は改善すると伝える.
5. 不安を受け止める.

解答 5

（55回・OT専門・午前20） LECTURE 7-3

CHAPTER8

28歳の女性．産後うつ病．育児休暇中である．元来，何事にも手を抜けない性格．出産から4か月経過したころから，子どもの成長が気になり始め，夫に不安をぶつけるようになった．次第に「母親失格」と言ってはふさぎ込むようになったため，夫に連れられて精神科を受診し入院となった．1か月半後，個別的作業療法が開始となったが，手芸中に「私は怠け者」とつぶやく様子がみられた．

この患者に対する作業療法士の対応として適切なのはどれか．

1. 日記を取り入れる．
2. 育児の振り返りを行う．
3. 患者の不安な気持ちに寄り添う．
4. 家族の育児への協力方法について話し合う．
5. 性格による自己否定的考えについて話し合う．

解答3

（53回・OT専門・午前17） LECTURE 8-2

初回の作業療法面接において適切でないのはどれか．

1. 開いた質問〈オープン・クエスチョン〉から始める．
2. 非言語的表現に注意を向ける．
3. 患者の課題を指摘する．
4. 相づちを活用する．
5. 患者名を確認する．

解答3

（53回・OT専門・午後50） LECTURE8-2

CHAPTER9

理学療法士及び作業療法士法で**誤っている**のはどれか．

1. 業務独占である．
2. 作業療法士でなくなった後においても守秘義務がある．
3. 作業療法の対象は，身体又は精神に障害のある者である．
4. 作業療法の目的は応用的動作能力又は社会的適応能力の改善である．
5. 作業療法士でない者は，職能療法士その他作業療法士にまぎらわしい名称を使用してはならない．

解答1

（38回・OT専門・76） LECTURE 9-3，4

CHAPTER12

多職種で構成される病院内のカンファレンスに出席する際に，先輩から「この会議は，チームビルディングは成熟していて活発な議論がなされるが，コンフリクトマネジメントに課題がある」と助言を受けた．

このカンファレンスにおける対応として最も優先すべきなのはどれか．

1. 自分の意見を積極的に述べる．
2. 参加者と打ち解けられるようにする．
3. 意見が衝突した際に注意深く対応する．
4. 他者の意見を傾聴することを優先する．
5. 他者の意見に異を唱えずに議論を進める．

解答3

（52回・PT専門・午後20） LECTURE 12-4

CHAPTER13

チーム医療において理学療法士が**行わない**のはどれか.

1. チームのリーダーを務める.
2. 要介護認定申請の意見書を作成する.
3. 栄養指導について管理栄養士に相談する.
4. 人工呼吸器の設定について医師に相談する.
5. 福祉用具の貸与についてソーシャルワーカーに相談する.

解答2

(55回・PT専門・午後22)

CHAPTER14

作業療法士が訪問支援を行う際に最も適切なのはどれか.

1. 部屋の様子をよく観察する.
2. 患者本人に病識の獲得を促す.
3. 同じ職種のスタッフと訪問する.
4. 作業療法士であることを強調する.
5. 家族が本人の前で話す愚痴に耳を傾ける.

解答1

(53回・OT専門・午後48) LECTURE 14-1

87歳の男性. 脳血管障害の後遺症により週1回の訪問作業療法を行っている. 訪問時, 85歳の妻が「家で介護することがつらい. 疲れた」と暗い顔でため息をついている.
訪問作業療法士の対応で正しいのはどれか.

1. 妻に精神科の受診を勧める.
2. 近隣の入所施設の空き情報を伝える.
3. 患者へ妻に甘えすぎないように話す.
4. 訪問介護事業所に利用開始を依頼する.
5. ケアマネージャーに妻の状況を報告する.

解答5

(55回・OT専門・午後12) LECTURE 14-2

30歳の男性. 統合失調症で5年前に幻覚妄想状態で家族に対する興奮があり, 医療保護入院となった既往がある. 退院後はほぼ規則的に通院し, 毎食後服薬していたが, 3か月前から治療を中断し, 幻聴や被害関係妄想が悪化し, 両親を自宅から閉め出して引きこもってしまった. 注察妄想もあり本人も自宅から外出できない状況である. 多職種訪問支援チームが1年前から関わっており, 訪問は受け入れてもらえている.
この患者への今後の介入で最も適切なのはどれか.

1. 本人の意思に関わらず, 繰り返し服薬を強く促す.
2. 両親を自宅に同行させ, その場で本人に両親への謝罪を促す.
3. 民間救急を利用し, 中断していた精神科病院の救急外来に搬送する.
4. 本人の希望や生活上の困り事を根気よく引き出し, 関係を深める努力をする.
5. 訪問頻度を減らし, 本人が助けを求めるのを待って精神科外来に結びつける.

解答4

(54回・OT専門・午前20) LECTURE 14-4

ST国家試験過去問題

近年の出題傾向

過去3年間の出題数

毎年平均1.7問出題

過去3年間

他職種の理解から1問→（CHAPTER9）

医療職の専門性から1問→（CHAPTER9）

多職種連携から2問→（CHAPTER13）

CHAPTER9

国家資格でないのはどれか.

1. 社会福祉士
2. 看護師
3. 理学療法士
4. 精神保健福祉士
5. 介護支援専門員

解答5

（20回　問題150）　LECTURE 9-3

言語聴覚士の守秘義務について**誤っている**のはどれか.

1. 資格がなくなれば守秘義務は課せられない.
2. 正当な理由があれば守秘義務違反にならない.
3. 業務上知り得た秘密を漏らしてはならない.
4. 被害者からの告訴がないと公訴を提起することはできない.
5. 守秘義務違反は罰金に課せられる.

解答1

（21回　問題150）　LECTURE 9-4

CHAPTER13

右片麻痺を有する失語症患者について，言語聴覚士が連携すべき職種と内容との組合せで**誤っている**のはどれか.

1. 医　師————————予後予測
2. 看護師————————病棟内でのコミュニケーション方法の検討
3. 作業療法士————————左手での書字訓練
4. 介護支援専門員————————失業等給付の検討
5. 医療ソーシャルワーカー——退院支援

解答4

（20回　問題159）　LECTURE 13-1〜4

急性期の重度失語症患者への訓練・援助として優先度が**低い**のはどれか.

1. 転帰先検討に向けた予後予測
2. コミュニケーション手段の確保
3. まとまった内容の正確な発話の訓練
4. 関連職種との情報共有
5. 言語・コミュニケーション状態についての家族への情報提供

解答3

（21回　問題159）　LECTURE 13-4

文献一覧

CHAPTER 2

1) スティーヴン・ハート（著），今泉忠明（監修），平野知美（訳）：動物達はどんな言葉をもつか．p11，98，三田出版会，1998．
2) 植村勝彦・他：コミュニケーション学入門　心理・言語・ビジネス，pp26-27，ナカニシヤ出版，2000．
3) H. サックス・他（著），西阪　仰（訳）：会話分析基本論集―順番交替と修復の組織．pp7-153，世界思想社，2010．
4) 好井裕明・他（編）：会話分析への招待．pp36-70，世界思想社，1999．
5) フレデリック・ラルー（著），鈴木立哉（訳）：ティール組織　マネジメントの常識を覆す次世代型組織の出現．pp33-63，英治出版，2018．
6) 植村勝彦・他：コミュニケーション学入門　心理・言語・ビジネス，pp147-149，ナカニシヤ出版，2000．
7) クロービズ（著），吉田素文（執筆）：ファシリテーションの教科書 組織を活性化させるコミュニケーションとリーダーシップ．東洋経済新報社，2014．

CHAPTER 3

1) 阿部康之，木澤義之：アドバンス・ケア・プランニングと臨床倫理〔長江弘子（編）：看護実践にいかすエンド・オブ・ライフケア〕．pp38-44，日本看護協会出版会，2014．
2) Anderson H, Goolishan H : The Client is the Expert : A not-knowing approach to therapy. In McNamee, S. & Gergen, K. J. eds. *Therapy as Social Construction.* Sage Publication, 1992.
3) Sinek S : How great leaders inspire action. Retrieved on June 11, 2012. (https://www.ted.com/talks/simon_sinek_how_great_leaders_inspire_action)
4) Anita W（著），池田明子・他（訳）：ペプロウ看護論　看護実践における対人関係理論．医学書院，1996．

CHAPTER 5

1) 竹内一郎：やっぱり見た目が9割．p105，新潮新書，2013．
2) マリオン・N・ゾロンディス，バーバラ・E・ジャクソン（著），仁木久恵・岩本幸弓（訳）：患者との非言語的コミュニケーション　人間的ふれあいを求めて．p20，医学書院，2000．
3) Darwin, Charles : The Expression of Emotion in Man and Animals. John Murray, 1972.
4) P・エクマン，W・V・フリーセン（著），工藤　力（訳編）：表情分析入門．誠信書房，1987．

CHAPTER 6

1) 大谷佳子：対人援助の現場で使える　聴く・伝える・共感する技術便利帳．翔泳社，2018．
2) 杉本なおみ：医療コミュニケーション・ハンドブック．中央法規，2008．
3) 澤　俊二・鈴木孝治：作業療法ケースブック　コミュニケーションスキルの磨き方．医歯薬出版，2007．

CHAPTER 7

1) 伊藤　守（監修）：図解　コーチング流タイプ分けを知ってアプローチするとうまくいく．ディスカヴァー・トゥエンティワン，2006．
2) アーサー・クラインマン（著），江口重幸・他（訳）：病いの語り―慢性の病いをめぐる臨床人類学．誠信書房，1996．
3) 出江紳一（編著）：リハスタッフのためのコーチング活用ガイド　第2版．医歯薬出版，2018．
4) 出江紳一，坪田康佑（編著）：看護管理者のためのコーチング実践ガイド．医歯薬出版，2013．
5) ロジャー・コナーズ，トム・スミス，クレイグ・ヒックマン（著），伊藤　守（監訳），花塚　恵（訳）：主体的に動く．ディスカヴァー・トゥエンティワン，2009．（註：原題のOZは，「オズの魔法使い」による）
6) 岡本智子，鈴鴨よしみ，出江紳一：コミュニケーショントレーニングが医療現場の組織活性に及ぼす影響．医療の質・安全学会誌，11：39-46，2016．
7) Izumi S, et al : Identification of communication skills that improve patient safety culture: analysis of a communication skills training program for university hospital staff. *Jpn J Compr Rehabil Sci,* 8：88-97, 2017.

CHAPTER 9

1) 多職種連携コンピテンシー開発チーム：医療保健福祉分野の多職種連携コンピテンシー. 2016.
(http://www.hosp.tsukuba.ac.jp/mirai_iryo/pdf/Interprofessional_Competency_in_Japan_ver15.pdf)
2) Hiroshi Abe et al：Development of the Undergraduate Version of the Interprofessional Learning Scale.
Journal of Allied Health, 48 (1)：3-10, 2019.
3) 川添恵理子・他：医療系総合大学の多職種連携教育が看護学生の多職種連携コンピテンシーに及ぼす効果. 北海道医療大学看護福祉学部学会誌, 14 (1)：3-10, 2018.

CHAPTER 10

1) P.F. ドラッカー (著), 上田惇生 (編訳)：プロフェッショナルの条件. ダイヤモンド社. 2000.
2) 常　松民：ザ・マネジメント虎の巻. コスモ教育出版, 2000.
3) P. ハーシィ・他 (著), 山木あづさ・他 (訳)：行動科学の展開. 生産性出版, 2000.
4) 佐々淳行：人の上に立つ人の仕事の〈実例〉「危機管理」術. 三笠書房, 2001.
5) 古川久敬：チームマネジメント. 日本経済新聞社, 2004.
6) 松下幸之助 (述), 松下政経塾 (編)：リーダーになる人に知っておいてほしいこと. PHP研究所, 2009.
7) スティーブン. P. ロビンス (著), 高木晴夫 (訳)：組織行動のマネジメント. ダイヤモンド社, 2009.
8) 現代ビジネス用語1996. 朝日出版社, 1995.

CHAPTER 11

1) 常　松民：ザ・マネジメント虎の巻. コスモ教育出版, 2000.
2) 堀　公俊・他：チーム・ビルディング. 日本経済新聞出版, 2007.
3) グロービス (著)：MBA　生産性をあげる100の基本. 東洋経済新報社, 2017.
4) ポール・ハーシィ・他 (著), 山本成二・他 (訳)：行動科学の展開. 生産性出版, 2003.
5) 佐々淳行：人の上に立つ人の仕事の〈実例〉「危機管理」術. 三笠書房, 2001.
6) 古川久敬：チームマネジメント. 日本経済新聞社, 2004.
7) 松下幸之助 (著), 松下政経塾 (編)：リーダーになる人に知っておいてほしいこと. PHP研究所, 2009.
8) スティーブン P. ロビンス (著), 高木晴夫 (訳)：組織行動のマネジメント. ダイヤモンド社, 2009.
9) 現代ビジネス用語1996. 朝日出版社, 1995.

CHAPTER 12

1) 中野民夫, 堀　公俊：対話する力　ファシリテーター23の問い. 日本経済新聞出版社, 2009.
2) 山口美和：PT・OTのためのこれで安心コミュニケーション実践ガイド. 医学書院, 2012.
3) ケネスW. トーマス (著), 園田由紀 (訳)：コンフリクトマネジメント入門　TKIを用いたパフォーマンス向上ガイダンス. JPP株式会社, 2015.

CHAPTER 13

1) 鈴木　明：チームSTEPPS (チームステップス)─チーム医療と患者の安全を推進するツール─. 日本臨床麻酔学会誌, 33 (7)：999-1005, 2013.

CHAPTER 14

1) 厚生労働省：地域包括ケアシステム (https://www.mhlw.go.jp/stf/seisakunitsuite/bunya/hukushi_kaigo/kaigo_koureisha/chiiki-houkatsu/)
2) 特定行為研修：https://www.nurse.or.jp/nursing/education/tokuteikenshu/portal/index.html
3) ナース・プラクティショナー：https://www.nurse.or.jp/nursing/np_system/index.html

索 引

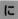

欧 文 索 引

リハベーシック
コミュニケーション論・多職種連携論　　　　ISBN978-4-263-26633-5

2021 年 1 月10日　第 1 版第 1 刷発行
2024 年 1 月10日　第 1 版第 3 刷発行

編集　内　山　　　靖
　　　藤　井　浩　美
　　　立　石　雅　子
発行者　白　石　泰　夫
発行所　医歯薬出版株式会社

〒113-8612　東京都文京区本駒込1-7-10
TEL. (03) 5395-7628 (編集)・7616 (販売)
FAX. (03) 5395-7609 (編集)・8563 (販売)
https://www.ishiyaku.co.jp/
郵便振替番号 00190-5-13816

乱丁，落丁の際はお取り替えいたします　　　　　　印刷・あづま堂印刷／製本・皆川製本所